だいわ文庫

体のコリと痛みに悩まない！

筋肉をゆるめる体操

佐藤青児

大和書房

まえがき

肩がこったり、腰が痛いときに、揉《も》んだり叩いたりしてはいけません。
マッサージを受けてもいけません。
身体を伸ばしたいからといって、ストレッチをしてはいけません。
筋トレをしても、疲れにくくなることはありません。
そもそも運動はおすすめしません。

身体のこりや痛みは、ごくごく弱い力で触れて、揺らし、そして呼吸を整えれば、あっという間に治ってしまいます。

こんなことを初めて聞いた方は、びっくりされたことでしょう。
「いいかげんなことを言っているのだろう」「そんな話、聞いたことない！」などと思われた方も、いらっしゃるかもしれませんね。

もちろん、ホラを吹いているわけでも、思いつきを言っているわけでもありません。

私は、歯科医として長年、顎関節症《がくかんせつしょう》の治療にたずさわってきました。くわしくは本文にゆずりますが、歯科医として試行錯誤を繰り返すなかで、ヒトの身体の構造の秘密や筋肉のちょっと気難しい性質、アゴが身体全体に与える影響力などに気づいたのです。


簡単に言ってしまうと、身体のバランスを整え、体内の〝水〟の循環さえ良くしてあげれば、筋肉や骨から発する痛みは、またたく間に消えていくのです。ハイライトとでもいうべきポイントは**筋肉を鍛えるのではなく、ゆるめてあげること。**

私はこれを「筋《きん》ゆる」と名づけ、筋肉をゆるめ、身体の痛みを取り去り、身体を整えるケアとして「さとう式リンパケア」を考案しました。


以来、私の考え方とケアを広めようと、日本全国で毎月、無料セミナーを開催してきました。その回数はすでに1500回を超え、参加者は延べ5万人に達しています。**杖をつかなければ立てなかった高齢のご婦人がセミナーに参加後、杖を使わずに帰ったこともあります。**

また、アメリカ、カナダ、イタリア、韓国、中国、タイなどでもセミナーをおこない、インストラクターの養成にも積極的に取り組んでいます。

この本は、そんな最新の成果を踏まえつつ、著したものです。

身体の痛みを簡単に取り去る方法はもちろんのこと、身体のケアの仕方、正しい姿勢のつくり方など〝予防面〟もフォローしています。

そもそもヒトの身体というのは本来、素晴らしい能力を備えています。**もともとが100点満点なのです。**

ですから、これ以上新しい何かを得ることを考えるよりも、いかに100点のままでいるかに思いをめぐらすことが大切になります。

流行《はや》り言葉ふうにいうなら、〝ありのまま〟で十分なのです。

本書を読んで、病気知らず、痛み知らず、悩み知らずの快適で素敵な毎日を送れるようになることを、心から祈っております。

佐藤青児

体のコリと痛みに悩まない！筋肉をゆるめる体操◎目次

第1章 あらゆるダメージは「硬く縮んだ筋肉」が原因だった！

第2章

こりと痛みがたちまちラクになる奇跡の体操

第3章 カラダのこと、これさえ知っていれば完璧

第4章

毎日、疲れない「立ち方」「座り方」「歩き方」

第5章 数十秒で、とんでもなく健康になる生活習慣

全国から届いた「筋ゆる」体験談

肩こりがひどく、よく整体に通っていましたが、数日でまた戻ったりしていました。ケアをやることで固かった肩甲骨がゆるみ、身体が軽くなりました。自分の肩がここまで柔らかくなるとは思っていませんでした。

（48歳・男性）

セルフケアを気の向くときにやるだけで、冷え性で困っていた手先の冷たさが改善しました。冷え性や肩こりや腰痛が改善しただけでなく、身体の緊張が減り、心の部分でも緊張が和らぎました。また、私の変化によって、子どもたちの癇癪が減り、穏やかになりました。

（36歳・女性）

ずっと腰痛を抱えていたのですが、さとう式に出会い、上半身がゆるみ、今では全く症状がなくなりました。子どもや夫も不調や痛みがあるときはリンパケアをしてコントロールするようにしています。

（50歳・女性）

30年前に右手の中指を骨折して以来、曲がらなかった指が曲がるようになりました。自分でも本当にビックリです。さとう式の理論で身体が持っている自己治癒力が引き出されたのを感じます。

（59歳・男性）

10代の頃から常に腰痛持ちで、痛いのが当たり前、痛みのない状態を何年も忘れていました。なにげなく参加した無料セミナーのデモンストレーションで、すーっと痛みが消えていく瞬間を体験！　腰はもちろん、全身が軽く、足や手の指の先までじんわり温かくなった、あの時の感動は今でも忘れられません！　（30歳・女性）

夕方になると肩がガチガチになって、身体が重くしんどかったのが、さとう式をやればやるほど軽くなり、気持ちまで明るくなりました。

（32歳・男性）

長年のパソコン教室運営によるＩＴ疲れ、いわゆる眼精疲労・肩こり・腰痛などに悩まされて毎月10万円をマッサージに費やしていましたが、さとう式リンパケアのセルフケアをするようになり、それらがすべて解決しました。

（59歳・女性）

緑内障で狭くなっていた視界領域がさとう式リンパケアで回復、橋本病と診断されていたほどの甲状腺機能低下が正常値以上に回復、さらに、今年の健康診断では骨粗鬆症に陥っていた骨密度も同年代の平均値の１０１％まで回復しました。

（59歳・女性）

さとう式の一番いいところは、自分でコントロールできるところ。何度もお金をかけて施術に通うこともなく、空いた時間にできるセルフケアで、一生付き合うものだと諦めていた腰痛とも無縁の生活をおくれているので本当に感謝しています。

（30歳・女性）

顎関節症の後遺症で大きく口を開くと、「ゴリッ！」と大きな音がして、外食では恥ずかしい思いをしていました。もう良くなることはないと諦めていましたが、セルフケアを1か月半ほど続けたところ、顎の動きがスムーズになっていることに気がつきました。この小さな変化が希望になりました！　セルフケアが楽しくなり、5か月を経過する頃には、顎の音は静かな所でないと気づかれないくらいになっていました。

（41歳・女性）

第1章

あらゆるダメージは「硬く縮んだ筋肉」が原因だった！

知られざる「肩たたき」神話の誤解

『肩たたき』という童謡をご存じでしょうか?

♪母さん　お肩をたたきましょう
タントン　タントン　タントントントン

西條八十《さいじょうやそ》作詞・中山晋平《なかやましんぺい》作曲のこの楽曲は、私が子どもの頃、テレビやラジオから毎日のように流れていたし、唱歌として小学校でも歌われていたと記憶しています。いまでもたまに聴くことがありますよね。

働き詰めのお母さんをいたわるように、お母さんの肩を叩く子ども。お母さんの髪を間近で見て白髪の多さにちょっと驚いたような歌詞も綴られています。

まさに親子の情愛とふれあいを表している名曲だと思います。そしてその評価は永遠に変わることがないでしょうが、医学的な視点でこの童謡の歌詞を見ると、ちょっと残念なことがあります。

♪タントン　タントン　タントントントン

おそらく子どもは、握りこぶしをつくって、お母さんの肩を一生懸命叩いているのでしょう。

じつは、お母さんの**こった肩をほぐそうというこの「肩たたき」という親孝行が、肩こりを余計に増やしている**とも言えるのです。

なぜ、そんなことが言えるのでしょうか?

「叩く・揉む」は健康を遠ざける二大悪習慣

厚生労働省の調査（「国民生活基礎調査」＝平成28年）によると、病気やケガなどで自覚症状のある人は、人口1000人あたりにつき305・9人もいるそうです。症状別では、男性でいちばん多いのは腰痛で、ついで肩こりとなっています。女性では肩こりがトップで、腰痛がそれに続きます。

かなりの数の人が肩こりや腰痛に悩まされていることがここからもわかります。

ところで、肩がこったり、腰が痛いとき、あなたはどうしているでしょうか？

自分で叩いたり揉《も》んだりしてみる、それでも症状が改善しなければ、マッサージを受ける。このような人が多いのではないでしょうか。

マッサージも、叩いたり揉んだりですよね。要するに**肩のこりや腰の痛みは、叩いたり揉んだりして治そうとする人が圧倒的**だということです。

私自身も若い頃からの腰痛もちで、以前はずいぶん叩いたり揉んだりしてきました。マッサージもかなりの数、受けました。ところがちっとも良くならないのです。

タイまで行って、古式マッサージを受けたこともありますが、このときは良くならないばかりか、あとでしばらく寝込んでしまったほど悪化しました。

ということは、マッサージをする人の技術の問題なのでしょうか?

そうではありません。

あとでくわしく説明しますが、肩こりや腰痛で身体が痛いときに、叩いたり揉んだりすると、症状がかえって悪化してしまうのです。これでは**筋肉は硬くなるか破壊されるだけ**です。

じつはマッサージというのは、ヒトの身体自体や筋肉の特徴を無視した行為なのです。残念ながら、親孝行の象徴のような肩たたきも、それは同様です。

ストレッチをしてはいけません

ストレッチとは、筋肉を伸ばしたり引っ張ったりする運動です。日本でも

1980年頃から広まりだしました。筋肉の柔軟性を高め関節可動域を広げるほか、いろいろなメリットをもたらす、といわれています。

たしかに身体の筋がグーンと伸びると、気持ちいいでしょう。でも、それは一時的なものです。

ある程度長い目でみれば、叩いたり揉んだりと同様、伸ばしたり引っ張ったりも、筋肉を硬くしたり破壊してしまうものなのです。

そもそも、**「気持ちがいい」というのがクセモノです。**「気持ちがいい」ものが、そのまますべてヒトの心と身体にいいというのなら、麻薬だっていいものになってしまうでしょう。

では、身体に良くない叩いたり揉んだりや、伸ばしたり引っ張ったりが、どうしていまだに肩こりや腰痛の治療法の主流になっているのでしょうか?

それは多くの人が、身体そのものの構造や、筋肉の性質について誤解しているからです。間違った〝常識〟を植えつけられているといってもいいでしょう。

スポーツをすると健康寿命が縮んでいく

運動は健康のためにいい。これは昔からの〝常識〟といっていいでしょう。

では、スポーツはどうして身体にいいのか？　それは、「身体を動かさないことが健康によろしくない。だから身体を動かすスポーツは健康にいい」という考え方に由来しています。

でも本当に正しい考え方なのでしょうか。歯科医である私は「とんでもない誤解」だと思っています。

スポーツは、燃焼です。燃焼というのは酸素を吸って、栄養素をエネルギーに変えて、酸化物を出すことです。

燃焼に関して言えば、私たちが生きていること自体が燃焼です。

では、燃焼は、身体にとっていいことなのでしょうか?


たとえば部屋で練炭を燃やすとしましょう。

どうなるでしょう? 換気の悪いところで燃やしたら、その部屋にいる人は一酸化炭素中毒で死んでしまうでしょう。

それでも練炭を燃焼させたいのなら、どうしたらいいのでしょうか? 吸気と排気に気をつければいいのです。窓を開けて練炭を焚《た》けばいいのです。理屈ではそうなりますが、練炭の怖さを考えると、一抹の不安は残るでしょう。

もっと安全に練炭を焚きたいのなら、換気能力により優れた暖炉をつくればいいのです。暖炉のなかで練炭を焚けば、比較的安全です。

でも、練炭を燃やすこと自体、常に危険がつきまといます。
そこで**大切なのはたくさん燃やすことではなくて、吸気と排気をしっかりして、**

安定して燃焼させることです。暖炉でいえば、煙突と吸気口の掃除をすることがいちばん大切なのです。

身体もまったく同様です。スポーツをしてエネルギーをたくさん燃焼させることよりも、吸気と排気をしっかりさせて、安定してエネルギーを燃焼させることがとても大事になります。

まだ少数ではありますが、科学者や学者のなかにもスポーツが身体に良くないことに気づきはじめた方がいらっしゃるようです。

大妻女子大学教授・大澤清二氏もそのひとりで、大澤氏らのグループによる調査によると、運動をよくする体育系の人と、運動をそれほどしない文系・理系の人の寿命を比べたところ、体育系のほうが6歳前後も短命だったことがわかったそうです。

問題は筋肉が「ポンプ」として機能しているか

スポーツすることよりも大切なのは、筋肉自体がポンプとしての機能を果たしているかどうかです。

それなのに、エネルギーを消費することが大事だと勘違いして、誰もが一生懸命運動するわけです。

一生懸命運動すると、どうなるのでしょう? 酸素が足りなくなって息切れしてしまうのです。すると不完全燃焼を起こします。

換気の悪いところで練炭を燃やすのと同じですね。

練炭は不完全燃焼を起こすと、毒性の強い一酸化炭素を出します。**身体のなかでも毒性の強い活性酸素が出てきます。**筋肉のポンプ作用が弱いと、その活性酸素が身体の外に流れ出ていかないのです。そうなると、活性酸素が細胞や血管を攻撃するので、病気が起こってしまいます。

これまでにプロ野球選手、サッカー選手などたくさんの若いスポーツ選手が急死しています。健康なはずのスポーツ選手がなぜ……? 原因としては、活性酸素による攻撃を受けたと考えざるを得ないケースが数多くあります。

これまでの私の話から、世の中の〝常識〟とされてきたものが、いかにあやういかおわかりいただけたことと思います。

さて、このあたりで筋肉の正しい姿(構造)についてお教えしましょう。

「イタ気持ちいい」マッサージは危険がいっぱい

マッサージ好きの人は少なくないようです。私も決して嫌いではありませんでした。揉まれたときの、あの気持ちのいいような、痛いような……。いわゆる「イタ気持ちいい」感じは、けっこうクセになったりしますよね。

でもそのとき、揉まれたり叩かれたりしている筋肉の側では、たいへんなことが起こっているのです。

いったい、何が起こっているのか？　パンパンに張った筋肉の筋線維《きんせんい》が断裂しているのです。

そもそも筋肉は、細いストローのような線維が束になった腸詰めソーセージのようなもので、両端が細くなっています。

そのソーセージの表皮部分（ケーシング）に相当するのが筋膜《きんまく》という袋状の膜です。そのなかに入っている肉の部分にあたるのが筋線維ですね。

肩こりや腰痛というのは、その筋肉がパンパンに張った状態です。

腸詰めソーセージを、手ぬぐいを絞るようにギュッとまわせば、皮はたちまち破れるし、身もつぶれてしまいます。筋肉を叩いたり揉んだりするマッサージという

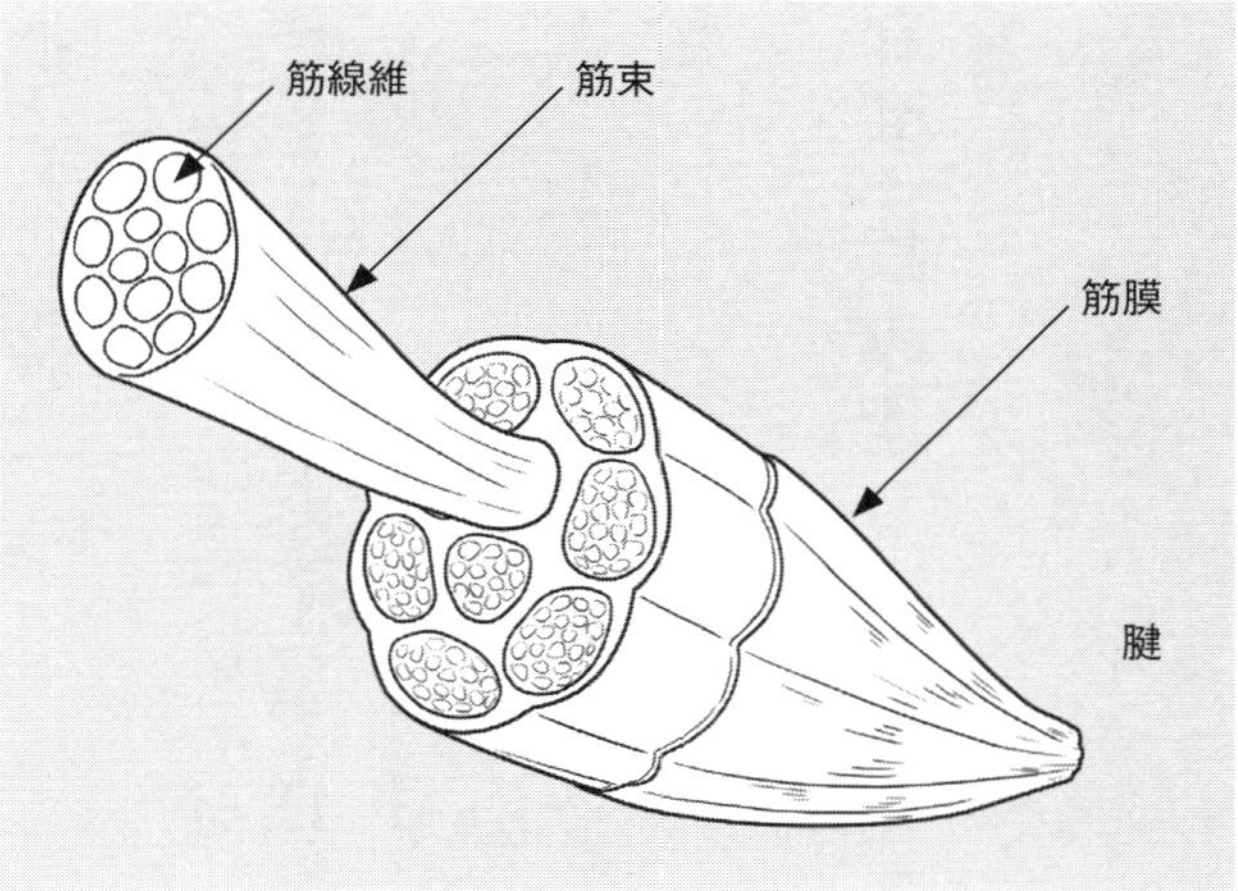

のは、いってみれば、ソーセージに力を加えるのと同じ行為なのです。

強い力が加わった筋肉は当然、筋膜も破れるし、筋線維は断裂してしまうのです。**「イタ気持ちいい」の正体は、なんとなんと、筋肉の破壊だったのです。**

つまり、体液が漏れて軟らかくなっているのです。パンパンに張ったものが漏れて圧力が抜けるので違和感はなくなり気持ちが良いのですが、漏れて穴のあいたポンプはその機能が低下してしまいます。

ポンプ機能の低下はさらなる循環不全

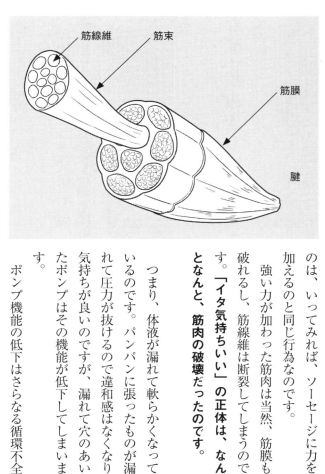

につながってしまうのです。

硬いステーキ肉を焼くときには、包丁の背などで肉を叩きます。鶏のもも肉などは〝筋切り〟といって、包丁で繊維に切れ目を入れます。当然、肉は軟らかくなりますが、要するにこれは筋肉の破壊です。

軟らかい肉を食べるためには、これも〝アリ〟でしょうけど、ヒトの身体でこれをやられたらたまりません。強い力で叩かれたり揉まれたりしたヒトの身体はいったい、どうなってしまうのでしょうか？

なぜ「揉み返し」は起こるのか？

マッサージを受けた翌日、叩かれたり揉まれたりした部分が痛くなることがあります。これがいわゆる「揉み返し」です。

これを「良くなる兆候」ととらえることも少なくなく、マッサージを受けたあとは揉み返しが出ても不思議ではないと思われているようです。

本当にそうでしょうか?

じつは**「揉み返し」というのは、筋肉が壊された結果、あらわれるものなのです。**

先ほど、マッサージは、筋膜と筋線維を傷つけるとお話ししました。傷つけられたら、当然、痛みが残る。これが「イタ気持ちいい」の正体です。

さて、ヒトには自然治癒力があり、傷ついた組織は修復再生されます。だからこそ傷がふさがったりするわけです。

当然、破壊された筋線維も再生しますが、困ったことにそのときは、筋線維が以前よりも硬くなってしまうのです。極端にいえば、**マッサージすればするほど、その部分の筋肉はガチガチになってしまうということです。**

身体を揉みほぐすためにするマッサージが、身体をとんでもない状態にしてしまうのです。

もっと怖いこともあります。

筋膜が破れると、その部分から筋肉がはみ出してしまい、そのまま元の状態に戻らないこともあるのです。これが慢性的な痛みの原因となります。

五十肩の痛みかなと思っていたら、筋膜が破れていたということもありえます。

マッサージというのは、一見良さそうというか、人畜無害に思えますが、じつはヒトの身体にとって、けっこう恐ろしい存在なのです。

1分で「こり」の正体を学びましょう

では、肩こりはどうして起こるのでしょうか?

そもそも「こり」とは何かというと、筋肉が収縮したままで動かなくなった状態をいいます。

健康状態に問題のない筋肉は、適度に動かすと弛緩《しかん》と収縮を繰り返します。そして、体液をポンプ機能で循環させエネルギー源と酸素を得るのです。そう、筋肉というものは本来、なかなか柔軟性があるのです。

ところが、**収縮しっぱなし、あるいは逆に弛緩しっぱなしだと、ガチガチに硬くなる緊張状態に陥ってしまいます。**

このように硬くなって動かなくなった状態が、肩などの「こり」になるのです。皮肉なことに、肩がこるからとマッサージを受けた結果、強い力で揉まれて筋肉が硬くなり、余計に肩こりがひどくなってしまうということは、医学的にも十分にありうるわけです。

肩こりはどうして起こるのかはこれでおわかりいただけたと思いますが、より根本的なことをいうなら、その原因はヒトの身体の構造にあります。

第３章でくわしくお話しするように、ヒトの身体は円筒形です。円筒の上に頭が乗っているわけですね。

この頭がじつに重いのです。成人の場合、体重の約1割が頭の重さになります。平均的な体型の男性なら約6キロになりますね。**6キロといえば、ボーリングのボールやスイカの大玉サイズの重量に相当します。**

円筒形というのはじつに頑強な造りになっていて、バランスさえとれていたら、紙コップでさえ6キロ程度の荷物に十分に耐えられるのですが、頭は残念ながら、身体のやや前のほうに付いています。

筒全体で支えていないと、**背中側にある僧帽筋《そうぼうきん》はつねに引っ張られた状態になっています。**いっぽう、背骨は後ろについているので、背骨で支えようとすると、両者が頭を引っ張り合うかたちになってしまいます。

その結果、肩が内側に丸まった猫背の人が多くなるのです。

考えようによっては、猫背というのは頭を守るためにはやむをえない姿勢ともいえます。

じつは、肩こりの根本的な原因も、ここにあります。

つねに引っ張られている僧帽筋はガチガチの緊張状態となり、次の項目でふれるように体内の「水」の流れも悪くなり、肩こりを引き起こしているのです。

肩こりというのは、ヒトの身体の構造がもたらす一種の宿命といえるのかもしれません。

硬くなった筋肉は結局、何が問題なのか？

硬くなった筋肉は、肩こりや腰痛などを引き起こしますが、ほかにも体内に問題をもたらします。

いちばん大きな問題は、筋肉が硬くなると、体内に「水」がスムーズに流れなくなることです。


ヒトの身体は、60％以上が水分で構成されています。筋肉ともなると、脳や脂、

骨を除いた80％以上が水分でできています。この「水」がつねにスムーズに流れていることが、健康にとってたいへん重要なのです。

体内のあらゆるところには血管とリンパ管が巡っており、水を運んでいます。当然、細胞と細胞の間にも体液が流れています。この体液が間質《かんしつ》リンパです。間質リンパは、血管から出た酸素と栄養素を含む体液です。細胞に栄養を送り届け、また細胞から出る老廃物を吐き出す役割を担っています。

この間質リンパという体液を循環させるのが筋肉のポンプ活動です。いってみれば筋肉は、心臓と同じような活動をしているのです。

筋肉の重要な役割はおわかりいただけたと思います。言うまでもなく、筋肉がいかんなく力を発揮できるのは、つまり収縮と弛緩を繰り返すことでスムーズに体液を取り込んだり吐き出したりできるのは、筋肉が本来の柔軟性を保っている場合に限られます。

では、筋肉が硬くなっている場合はどうなるのでしょうか。

筋肉が硬くこり固まった状態では、体液（間質リンパ）を十分に吸収することができないので、新しい水が入ってきません。

そうなると、老廃物を排出することもできないので、疲労物質が体内にたまってしまいます。これが、筋肉の「こり」を助長する循環障害です。筋肉ポンプのエネルギー源も酸素も枯渇《こかつ》してしまうのです。

循環障害というのは、湿地やドブ川のように水がサラサラと流れない状態です。この状態も、筋肉のこりをさらに進めるわけです。

筋肉が硬くなったとき（収縮したとき）、「じゃあ、筋肉を伸ばしてあげればいいんですね」と言う人もいるかもしれませんね。

はっきり言っておきますが、それは大いなる誤解です。

「収縮」の対義語は、「伸展」ではなく、「弛緩」であり「膨張」なのです。要するに**「筋肉をゆるめる」というのは「筋肉をふくらませる」こと**なのです。

筋肉は、伸展させてもふくらみません。反射で逆に収縮してしまいます。つまり、筋肉が硬くなったときに伸ばそうとすると、筋肉は収縮してますます硬くなってしまうということです。

私がストレッチをおすすめしない理由は、ここにもあります。

では、硬くなってしまった筋肉は、どのようにゆるめてあげればいいのでしょうか？

また、筋肉を硬くしないためにはどうすればいいのでしょうか？

筋トレをする人ほど身体を壊していく

強度自慢の金属も、長期間使いつづけているうちに亀裂が生じるなど劣化していきます。これが金属疲労ですね。

これをモジって生まれたのが「勤続疲労」という言葉です。こちらは、長年働いているうちに心身ともにダメージを受けてしまう、といった意味合いで使われます。

じつは筋肉にも、この勤続疲労があるのです。30歳もすぎるとたいていの人は筋力も落ちるし、筋肉そのものも硬くなってしまいます。

硬くなった筋肉には体液が浸透しません。水分が循環しないので必要な酸素や栄養素が筋肉に行き渡らず、体内に疲労物質がたまってしまいます。

すでにお話ししたように、この悪循環が肩こりなどの身体の痛みを呼び込んでいるのです。

では、どうすればいいのか?

世間的にはここで筋トレの登場となります。

たしかに筋トレをすれば、筋力はつきます。年齢とともに落ちていく筋肉も取り戻せるでしょう。ちょっと見栄えのする外見を得ることもできます。

ある程度まではそれでも効果はあるでしょう。しかし**30代、40代で筋トレをして身体を壊す人が後を絶ちません。**肩こりが改善するどころか、逆に肩こりや痛みがひどくなる場合も多くあるのです。

多くの人はそれを無視しつづけているのです。

その理由をお話ししましょう。

筋トレというのは、筋肉の収縮を繰り返すことによって大きくしていく運動です。筋肉は収縮すると硬くなります。**鍛えるだけで弛緩させなければ、筋肉はどんどん硬くなってしまうのです。**

硬くなった筋肉の〝弊害〟はすでにお話ししたとおりです。

ということは、筋肉を生き生きとさせるためには、逆に軟らかくすれば（ゆるめれば）いいのでしょうか？　そのとおりです。

では、どのようにゆるめればいいのでしょうか?

その方法こそが、私たちが提唱している「筋《きん》ゆる」なのです。

「赤ちゃんの柔らかさ」が理想の筋肉

「昔に返ろう」などというと、年寄り扱いされかねませんが、こと筋肉に関しては、赤ちゃん時代のような軟らかさが理想なのです。

たしかに年齢を重ねるとともに筋力は衰えます。だからこそ「筋力をつけないと老化してしまう」と考えて、筋トレに励む人がいるわけですが、じつは**筋力があることと老化は無関係**なのです。

現在、老化の主な原因とされているのは、細胞の酸化と糖化です。もちろん筋肉も年齢とともに衰えますが、老化の直接の原因ではないのです。

さらにいえば、筋肉がついたからといって、肩こりや腰痛が解消されるわけではありません。

事実、足腰を鍛えている競輪選手の多くが腰痛で苦しんでいます。いっぽう筋力が足りなくても筋肉が軟らかくゆるんでいれば、肩こりや腰痛は起こりません。

その証拠というべき存在が赤ちゃんです。

もし筋力の衰えが肩こりなどを呼ぶとしたら、筋力のほとんどない赤ちゃんはどうなるでしょうか？

肩こりなどに悩ませられまくることになってしまいますよね？

ところが実際はどうでしょう。赤ちゃんは筋肉を鍛えていないふにゃふにゃの身体なのに、肩こりや腰痛がないばかりか、肌もすべすべしていてシワなどまったくありません。

じつは赤ちゃんのこの軟らかさこそ、筋肉の理想の姿なのです。

そして、そんな**軟らかい筋肉を取り戻す方法が「筋ゆる」**なのです。さあ、安心して昔に返りましょう。

筋肉は「ふくらませる」ことが大切です

これまでの私の話から、筋トレは筋肉を収縮させ、硬くするだけということがおわかりいただけたかと思います。

それにしても、どうしてみんな一生懸命、筋肉を縮めるトレーニングをしてしまうのでしょうか。

肩、脚、ふくらはぎ……。こっているから、疲れているから揉みほぐしましょうと、そこに強制的に力を加えてしまうのです。

もともと体内には間質リンパが循環するシステムが備わっています（「間質リンパ」については第3章で改めてお話しします）。そこに強制的な力が加わると当然、身体は抵抗を示します。

嫌がる犬のリードを引っ張っても、まったく動こうとしないのと同じことです。怯《おび》えている羊も一緒。動かそうとすればするほど抵抗を示すのです。

ところがリードを外し解放してあげれば、わーっと走っていきます。

筋肉も同様で、**強制すればするほど委縮して硬くなる**のです。強制するとかえって悪くなるのです。

強制せずに解放しましょう、というのが私の主張です。筋肉を解放してあげること、それを「筋肉リリース」と呼んでいます。

別の言い方をするなら、筋肉をふくらませることがリリースです。もちろん、リリースとストレッチはまったく別ものです。

それにしても、世の中にはあきれるほど誤解や勘違いがはびこっているようです。

腰痛になったら腹筋を鍛えなさい、などといっているお医者さんも、相変わらず後を絶ちません。腰痛が筋力の衰えからくるのなら、筋力のほとんどない赤ちゃんはみんな腰痛になってしまいますよね。

ところが現実は、赤ちゃんには腰痛がなく、24ページでも紹介した厚生労働省の調査によると、一般的に女性よりも筋肉の力が強い男性のほうが腰痛に悩まされている比率が高いのです（自覚症状上位5症状のうち腰痛が占める比率＝男性約32％、女性約29％）。

腰痛は、筋肉が衰えているから起こるのではなく、筋肉が収縮して、硬くなっているから起こるのです。

パンパンに張った腸詰めソーセージを、ギュッと少し折ったら皮はびりびりと破れてしまいます。

ところが、なかがフワフワだったら、折り曲げても皮は破れない、つまり筋肉は痛くないし、膜も破れることがないのです。

圧迫したから腰痛が出たのに、また圧迫すると治るのでしょうか。そんなことはありえません。

軽く揺らすだけ「が」いいんです

では「筋ゆる」で筋肉をふにゃふにゃにするには、どうすればいいのでしょうか。ストレッチではなく、もちろんスポーツでもなく、**筋肉やその周辺を広い範囲で、ごくごく弱い力で揺すってあげればいい**のです。具体的なやり方は第2章の実践編でたっぷりとお伝えします。ここではまず、「ごくごく弱い力で」それをおこなうということをしっかり頭に叩き込んでください。

筋肉は弱い力にこそ反応します。

子どもに「勉強しろ」と強制しても、なかなか言うとおりにはなりませんよね。逆に反発されるのがオチです。筋肉にも似たような性質があって、強い力でゆるめようとすると、かえって身を強《こわ》ばらせてしまうのです。

さらに言えば、筋肉には「収縮させなさい」という命令系統はあっても、「ゆるめなさい」という命令系統はありません。自分の意思でゆるめようとしても、ゆるむものではないのです。

ではどうすればいいのか?

筋肉をゆるめるには、間接的に働きかけるしかありません。

そんな筋肉の性質を理解した私は、周囲の筋肉を動かしたり、弱い刺激を与えて脳に信号を送ったり、自律神経に働きかけたりすることで、筋肉をゆるめる方法を考え出しました。

筋肉は、軽く揺らすことで柔軟性を取り戻しますが、おもしろいことに**周囲の筋肉を揺らすと、対象の筋肉も同じように揺れはじめます**。これを私は「同期同調」と呼んでいます。

すべての筋肉は、端と端でつながっています。そのことと「同期同調」は無関係ではないでしょう。

「筋ゆる」では大いに、同期同調するという筋肉の特徴を使わせてもらっています。同期同調を利用することこそ、「筋ゆる」の極意といってもいいでしょう。

筋肉は〝ゆる〜い〟運動が大好き

筋肉を揺らすには、「筋ゆる」以外にも方法があります。

おすすめは、運動とはいえないくらいに軽くゆるく身体を動かすことです。

なぜ、いまを生きる日本人が肩こりに悩まされているかというと、筋肉を動かしていないことがまず挙げられます。

パソコンの普及で、仕事でも買いものでも、座ったままで済ますことができるようになりました。重たい荷物は宅配便が玄関まで届けてくれます。

たしかに便利な世の中にはなりましたが、そのぶん身体を動かす機会は減り、当然、筋肉も使わなくなってしまいました。

筋肉を使わないと、私たちの身体はどうなってしまうでしょうか？

いちばん大きな問題は、**収縮と弛緩を繰り返すことによる「ポンプ運動」が十分に機能しなくなる**ことです。

そうなると、身体のなかを満たす体液が循環しにくくなり、筋肉が硬くなってしまうのです。筋肉が硬くなることが肩こりや腰痛の最大の原因なのはすでにお話ししたとおりです。

当然、老廃物もスムーズに排出されなくなるので、健康上や美容上の問題も、あらわれやすくなります。

というわけで、筋肉を使わないと、私たちの身体にはさまざまな不都合が生じることになるのです。だからこそ筋肉は動かさないといけません。

ただし、筋肉を動かすといっても、ジョギングや筋トレなどの激しいスポーツをするのは逆効果なのはすでにお話ししたとおりです。**激しい運動は負荷が大きすぎるので、さらに筋肉を疲労させ、硬くすることになってしまいます。**

筋肉に負荷をかけない運動としては、たとえばスロージョギングはいかがでしょう。

スロージョギングとは、福岡大学の田中宏暁教授が提唱された有酸素運動で、通常のランニングよりもさらに遅く、歩くように走る運動です。

筋肉を揺らすには、この程度のゆるい運動がちょうどいいのです。

歯科医だから気づいた非常識な全身ケア

私たちが提唱する、とてもゆるい筋肉とのつき合い方は、世間の〝常識〟とは真逆に近いものです。非常識であるとも言えるでしょう。

もちろん、私が天《あま》の邪鬼《じゃく》だから思いついたわけではないし、わざと世の中の逆をいこうとしたわけでもありません。

筋肉にはゆるい力がよく似合う。そう思い至ったのは、私が歯科医であるからにほかなりません。

私は歯科医として長年、顎関節症《がくかんせつしょう》の治療にたずさわってきました。

顎関節症とは、簡単にいうとアゴを動かす筋肉やその周辺に痛みを感じて、アゴがうまく動かなくなる症状のことです。アゴが痛むほか、アゴが鳴る、口が大きく開かないというのが主な症状です。

顎関節症の治療法はいまだに確立されていません。一般的な治療法としては、噛《か》み合わせの調整、マウスピースの装着（顎《あご》の力を分散させるため）、咀嚼筋《そしゃくきん》のマッサージ（硬くなった咀嚼筋をゆるめるため）などがあります。

私は1996年の開業以来、主に咀嚼筋のマッサージに取り組み、指導してきました。

もちろん、それで治癒したり症状が改善した患者さんも多数いますが、逆に症状を悪化させてしまう患者さんも少なからずいました。

当初は、その理由がわかりませんでした。

そこであるとき、試しにマッサージする力をゆるめてみました。弱い力でケアをおこなったのです。

すると不思議なことに、患者さんの症状はどんどん改善されていくのです。力を弱くすればするほど効果があがるのです。

私はハッとしました。

「硬くなってしまった筋肉をゆるめるには、弱い力のほうが効き目があるのだ！」

弱くすることにどういう意味があるのかというと、**筋肉が弛緩する**のです。

どんなに強く締めた靴ひもでもほどくように揺すってあげれば、自然にゆるみます。それと同じことです。

ところが靴ひもをぐいぐい引っ張っていくと、どんどん締まってしまう。引っ張れば引っ張るほど靴ひもは締まってしまうのです。筋肉を強く叩いたり揉んだりするというのは、これと同じことなのではないかと思い知りました。

「筋ゆる」誕生の瞬間です。

「ほぐす」と「ゆるめる」の違い、知ってますか?

「筋肉をゆるめましょう」というと、「要するに筋肉をほぐせばいいんですね」と言う方もいるかもしれません。

いや、これが微妙に違うのです。「ほぐす」というと、どうしても揉んだり、引っ張ったりするので、ストレッチのように伸びてしまったり、揉んで「ほぐす」になってしまいます。

本来の「ゆるめる」は、絡まった筋肉細胞の線維を、力を入れないで絡まっていない状態に戻すことです。

生きている人の筋肉はステーキ肉ではないのですから、押したり引っ張ったり叩いたりしても硬くなるだけです。破壊されれば少しは軟らかくなりますが、本当の意味で筋肉細胞がゆるんだことにはなりません。

さて、ここで「筋ゆる」のほかにも筋肉をゆるめる方法がもうひとつあることもお伝えしておきましょう。

「合谷《ごうこく》」というツボをご存じですか？　手の表面、親指と人差し指の間あたりです（図参照）。

押すと痛いと思います。いわゆる圧痛点《あっつう》ですね。そこに軽く触れて、息を吸って吐いてを4回繰り返します。

そして、両手でグーパーを8回ほど繰り返します。それを3セットすると、触れられた場所だけが軟らかくなり、圧痛点がなくなります。

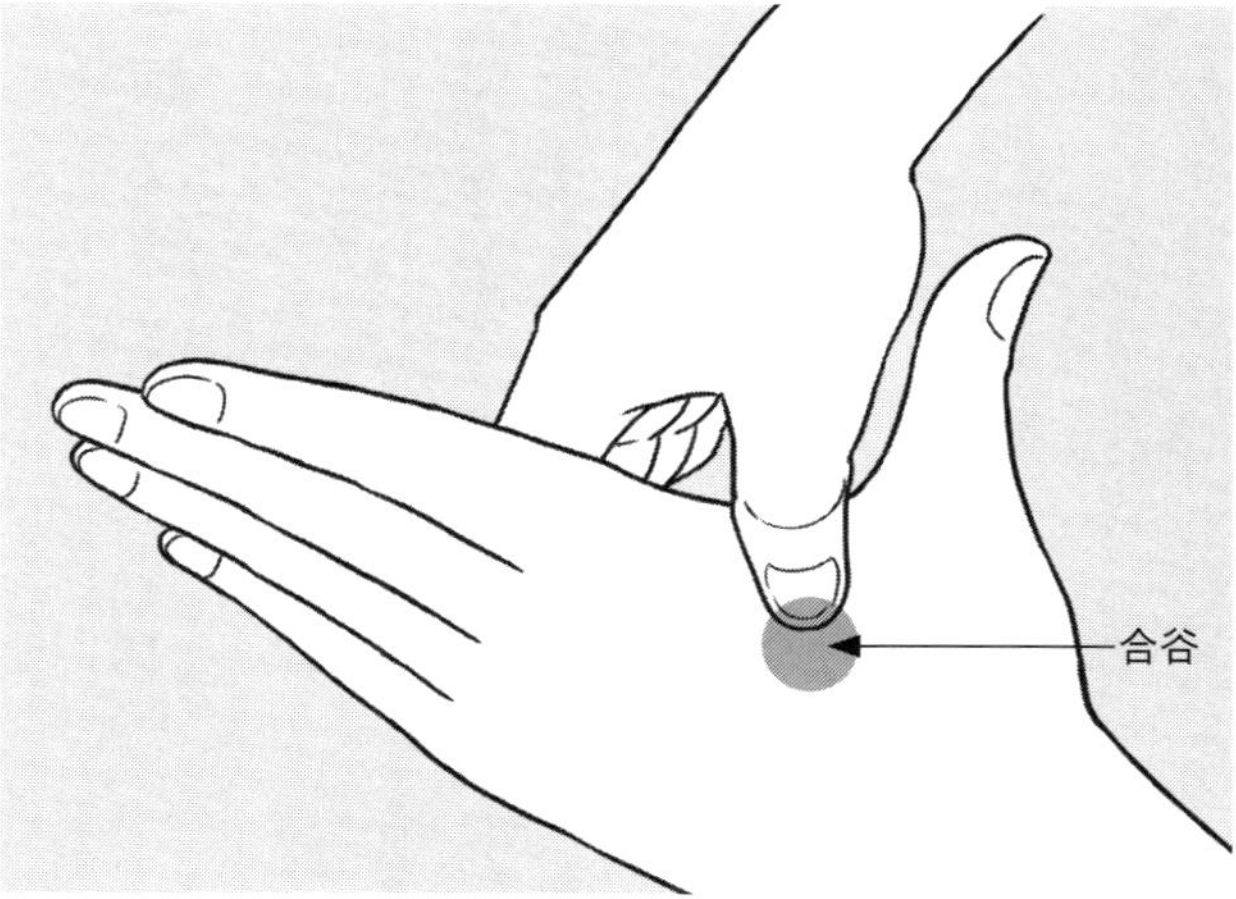

他のどこでもいいですから圧痛点を探して軽く触れて、息を吸ったり吐いたりと、軽く動かすことを繰り返せば、触れた場所と周辺がゆるみ、圧痛点が消失します。圧痛点は少ないに越したことはありません。

効果がなかった場合は、触れる圧力が強すぎるのです。**20グラム以下のやさしいタッチ**で触れて再度やってみてください!

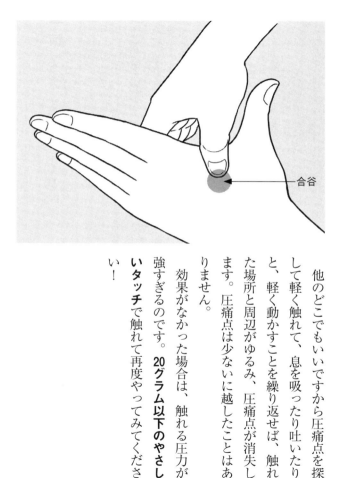

「毎日続けなければ……」と考えるのは禁物

ここまでで、筋肉をゆるめる重要性はおわかりいただけたかと思います。そしてハードなスポーツはもちろん、筋トレやストレッチの危ない部分もご理解いただけたでしょう。

でも、身体を動かさないでジーッとしているのは良くありません。**動かさないと、体内から酸化物を排出する機能が弱まります。**筋肉がポンプとしての役割を十分に果たしてくれないからです。

かといって、過剰に燃焼させる必要はありません。要は〝安定性〟です。

すでにお話ししたように、部屋のなかでローソクを安定して燃やすためには、吸気と排気のバランスが求められます。たとえ暖炉と煙突があっても、燃やしすぎたら、不完全燃焼を起こしかねません。

運動においても、大切なのは安定して燃焼させることです。そのためにはつねに吸気と排気に気を使わないといけません。

では、筋肉のケアはいつしたらいいのでしょうか？

暖炉の煙突掃除は、いつしてもOKです。朝イチバンでもいいし、暖炉を使う直前でもいいし、使ったあとでもかまいません。もちろん1日3回掃除するのも問題ありません。

筋肉のケアもこれと同様で、いつしても大丈夫です。

大事なのは、**気がついたらケアをする**ということです。毎日できて朝昼晩と多ければそれにこしたことはありませんが、あまりできなくても、しないよりはマシなのです。

煙突掃除と同じで、1日1回でも、1週間に1回でも、月に1回でもしないよりはしたほうが良いのです。気がついたらいつでもケアをしましょう！

次の章では、ケアの方法である「筋ゆる」のポーズを具体的に紹介していきます。
さあ、あなたもさっそく、いまからはじめましょう。

第2章

こりと痛みがたちまちラクになる奇跡の体操

とにかく8つのことを忘れないでください

ここからは「筋《きん》ゆる」の実践編です。

最初に覚えていただきたいのが『「筋ゆる」の約束8カ条』です。要するに「筋ゆる」で最大の効果を獲得するための心得のようなものです。

①軽く触れる

揉《も》まない。押さない。ごく弱い力で軽く触れるだけ。20グラム以下という力で触ります。これだけでも筋肉は十分にゆるみます。

②揺らす

端からそっと揺らすことで、緊張で動かなくなった筋肉を再起動させます。引っ張られて緊張している筋肉は少し縮めながら揺らすと徐々に弛緩してきます。

③力を入れて力を抜く

筋肉には力を入れる命令系統はありますが、力を抜く命令系統はありません。要するに筋肉をゆるませる単独の動作はないということです。筋肉を弛緩させるためには、力を入れて抜くという反動を使うのが有効です。

④息を吐く

筋肉をゆるめるためには、呼吸の仕方も大切なポイントになります。息をゆっくり吐くと、自律神経のうち副交感神経が優位となり、それだけで身体の力が抜けていきます。

⑤バランスをとる

身体のバランスが前後か左右に崩れていると、筋肉がそのいっぽうに引っ張られるので過緊張を引き起こしてしまいます。そうならないために身体を筒状にするように意識してバランスを保ちます。

⑥同期同調を利用する

ひとつの組織を揺らすと、その隣の組織も同様に揺れはじめる。これが「同期同調」です。周辺の組織をゆるめれば、対象の筋肉もゆるめることができるのです。

⑦ゆる〜い言葉を使う

身体も心と同じで、言葉によって緊張も弛緩もします。〝ふにゃふにゃ〟〝だら〜ん〟といった言葉を意識して口にすれば、筋肉もどんどんゆるんでいきます。

⑧揉まない・押さない・引っ張らない

これまでに挙げた①〜⑦の基本動作は、すべて「揉まない・押さない・引っ張らない」でおこなうことが絶対条件です。

揉みながら揺らしたり、ストレッチしながら息を吐いたりする人がいますが、そうしたことはすべてNGです。揉む、押す、引っ張るという動作は、筋肉を収縮させます。

「揉んだり押したりストレッチすること」と「筋ゆる」とはまさに水と油。「筋ゆる」の最中におこなうと、せっかくの効果がなくなってしまいます。

以上の8つの約束事を守って「筋ゆる」をおこなえば、身体は〝ふにゃふにゃ〟になり、あなたの痛みは消えていきます。

とくに注意していただきたいのは、やはり①です。効果が十分に得られない場合の原因は、たいてい力の入れすぎです。**ご本人が十分に弱いと思う力でやっているつもりでも、強すぎることがほとんどです。**

十分に効果が得られない場合は、そのまま続けるのではなく、さとう式リンパケアインストラクターやＭＲＴマスター（筋ゆるの指導員）やセルフケアマスター（セルフケアの指導員）の全国でおこなわれている無料講座などに参加し、力の具合を体験してください。

耳たぶ回し

（肩こりの解消、頭痛の軽減など）

幅広い効果が期待できるオールマイティなメソッド。ひととおり連続でおこなうのが基本ですが、時間がちょっと空いたときにサクッとひとつおこなうだけでも効果が期待できます。とにかく弱い力でおこないましょう。

【効能】

●肩こりの解消　●耳鳴りの軽減　●頭痛の軽減　●顔のたるみの解消　●シワ予防　●消化改善　●呼吸の改善　●顎関節症の改善　●唾液の分泌増加　●口臭予防　●眼性疲労の改善　●感染予防　●免疫力アップ　●発音・構音・難聴の改善

Step 1-1
耳たぶをまわす

耳の下部を回すことで咀嚼筋《そしゃくきん》をゆるめ、首まわりを〝ふにゃふにゃ〟にするメソッド。頬の筋肉をリリースするので、シワの予防にもなります。

1

左右の耳たぶの付け根を指で軽くつまみ、耳がフッと軽くなるように少しだけ持ち上げる。

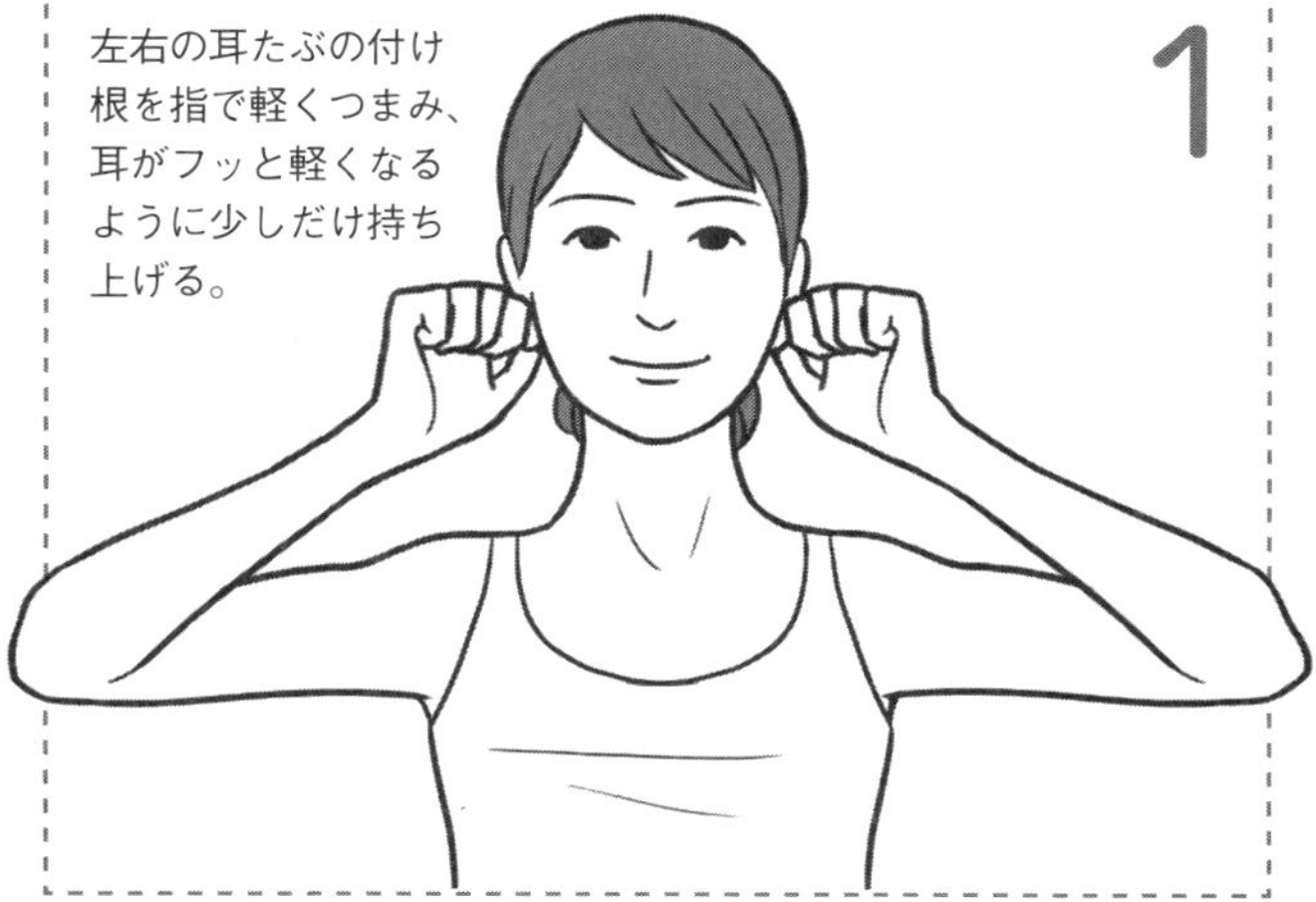

2

弱い弱い力で後ろ側にクルクルと４回まわす。

わきを開き、口を開き気味にしておくと余計な力が入らず、外側翼突筋《がいそくよくとつきん》がゆるんでいく。

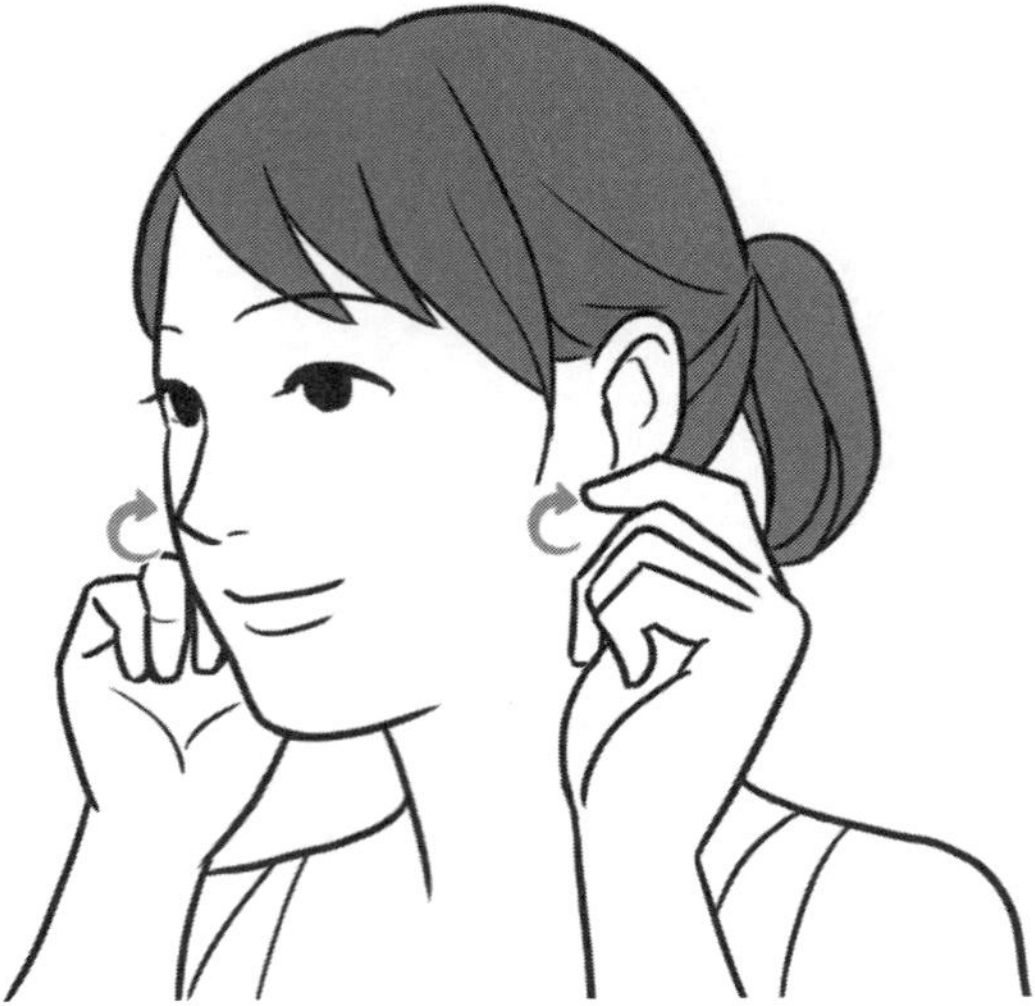

3

両方の手のひらを頬にあて、頬骨からエラにかけて弱い弱い力で、サッサッと4回なでおろす。

これで咬筋《こうきん》がゆるんでいく。

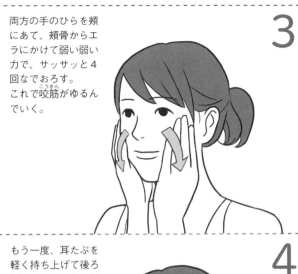

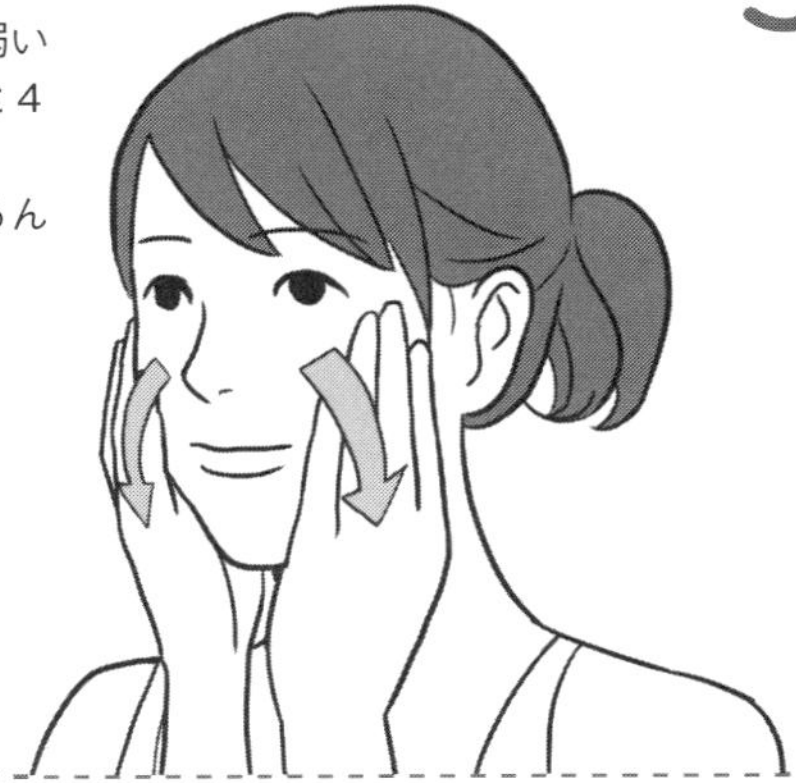

4

もう一度、耳たぶを軽く持ち上げて後ろ側にクルクルと4回まわす。

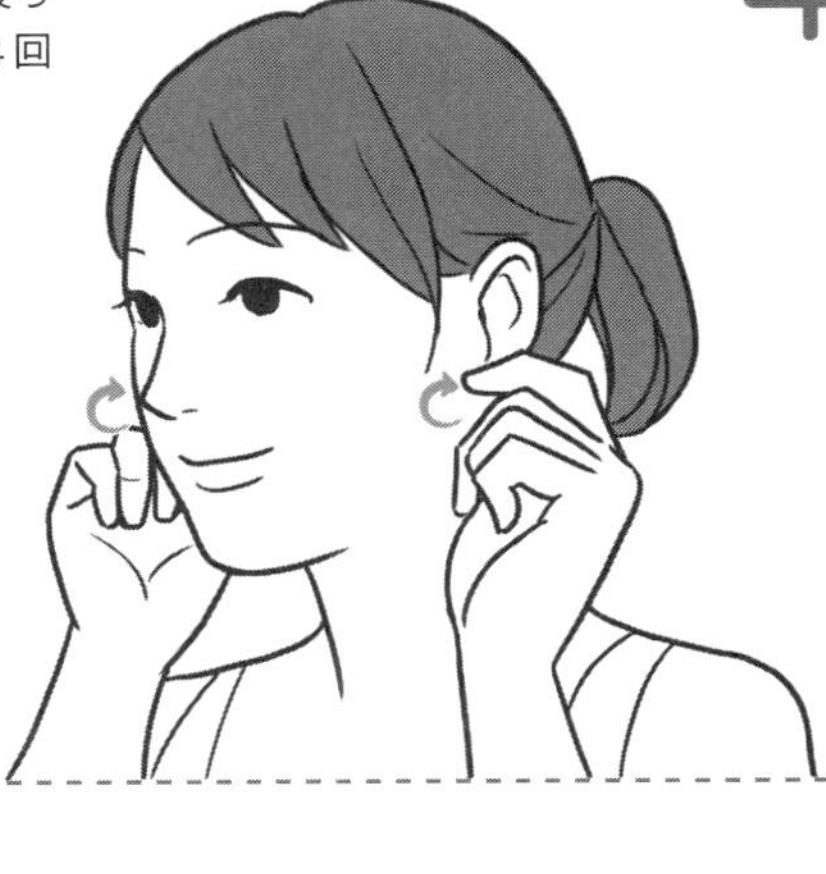

Step 1-2
アゴを揺らす

耳たぶ回しでゆるめた咀嚼筋をさらに揺らすことで〝ふにゃふにゃ〟にリリースします。

続けているうちにアゴのたるみが引き締まるという効果もあらわれます。

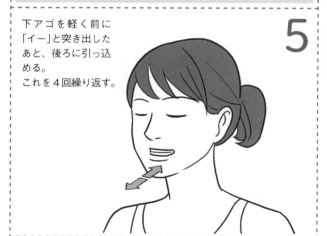

5

下アゴを軽く前に「イー」と突き出したあと、後ろに引っ込める。
これを4回繰り返す。

6

下アゴを左右に4往復、
テンポよく動かす。

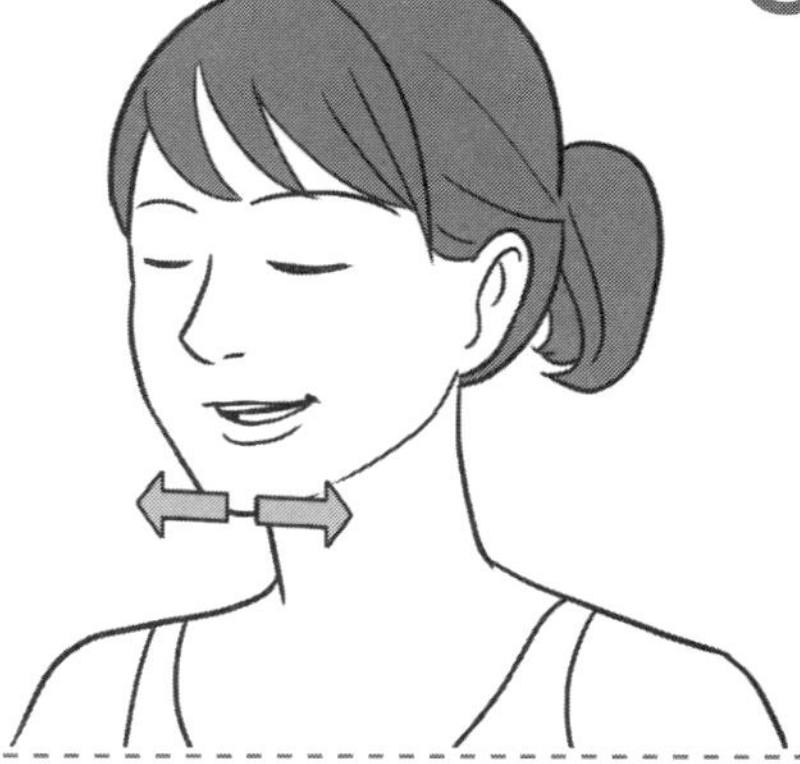

7

再び下アゴを前に突き
出してから、「アー」と
大きく口を1回開ける。

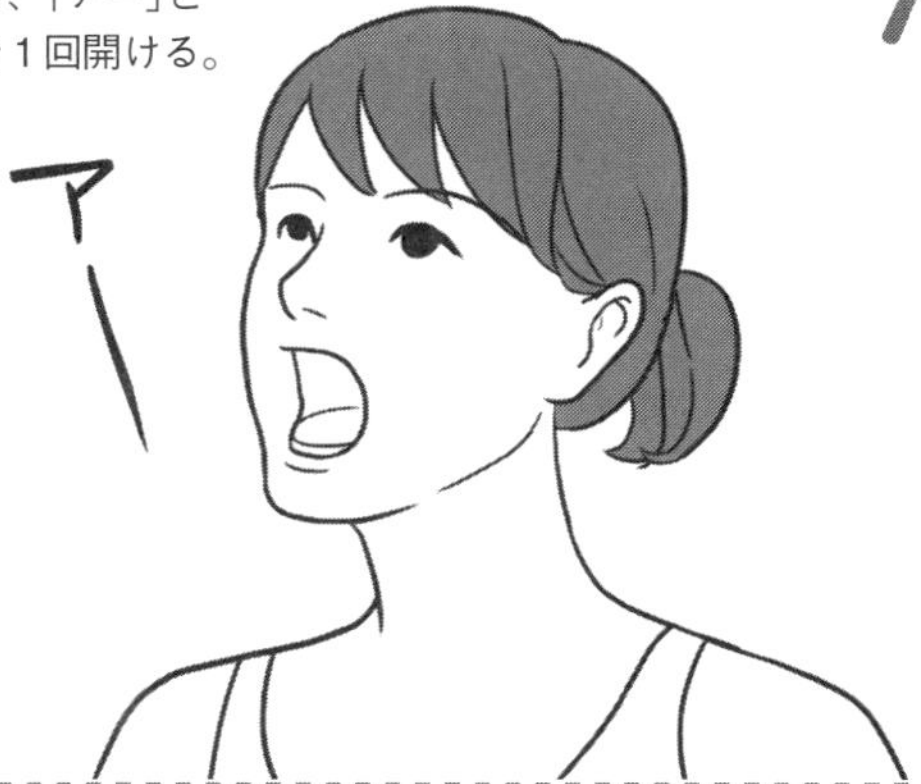

Step 2
肩を回す

「耳たぶ回し」の最後は、肩を回して筋肉をリリースします。ついつい胸を張ったり、肩甲骨を寄せたりしたくなるかもしれませんが、それでは逆効果。肩を「耳から」動かして、〝ふにゃふにゃ〟に軟らかくしましょう。

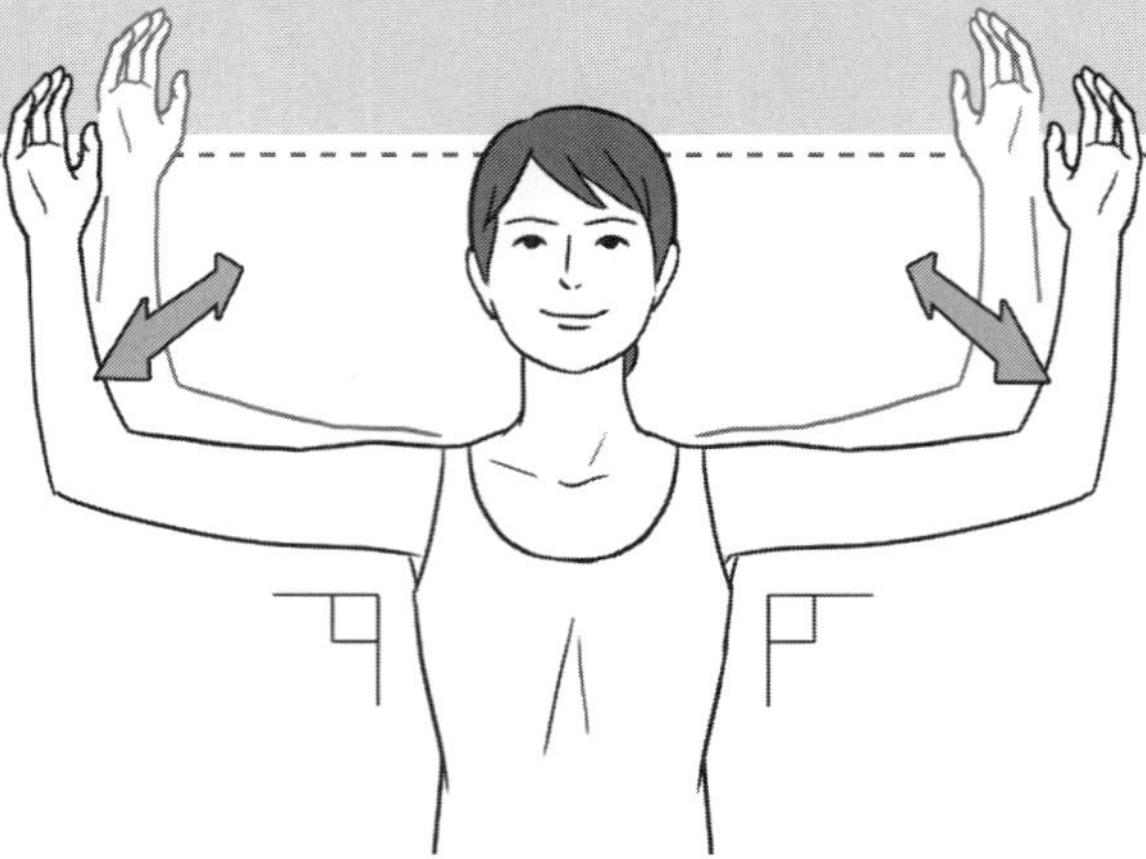

❶両ヒジを90度に曲げて、肩の高さまで上げる。
❷手のひらは内側に向け、下アゴを前に出す。
❸ヒジを前後に4回動かす。

8

9

ヒジを後方に４回まわす。
耳を支点に縄跳びの縄をまわすイメージで。
わきを閉じる、胸を張る、肩甲骨を寄せるのはNG。
これで広頸筋《こうけいきん》と大《だい》胸《きょう》筋《きん》がゆるんでいく。

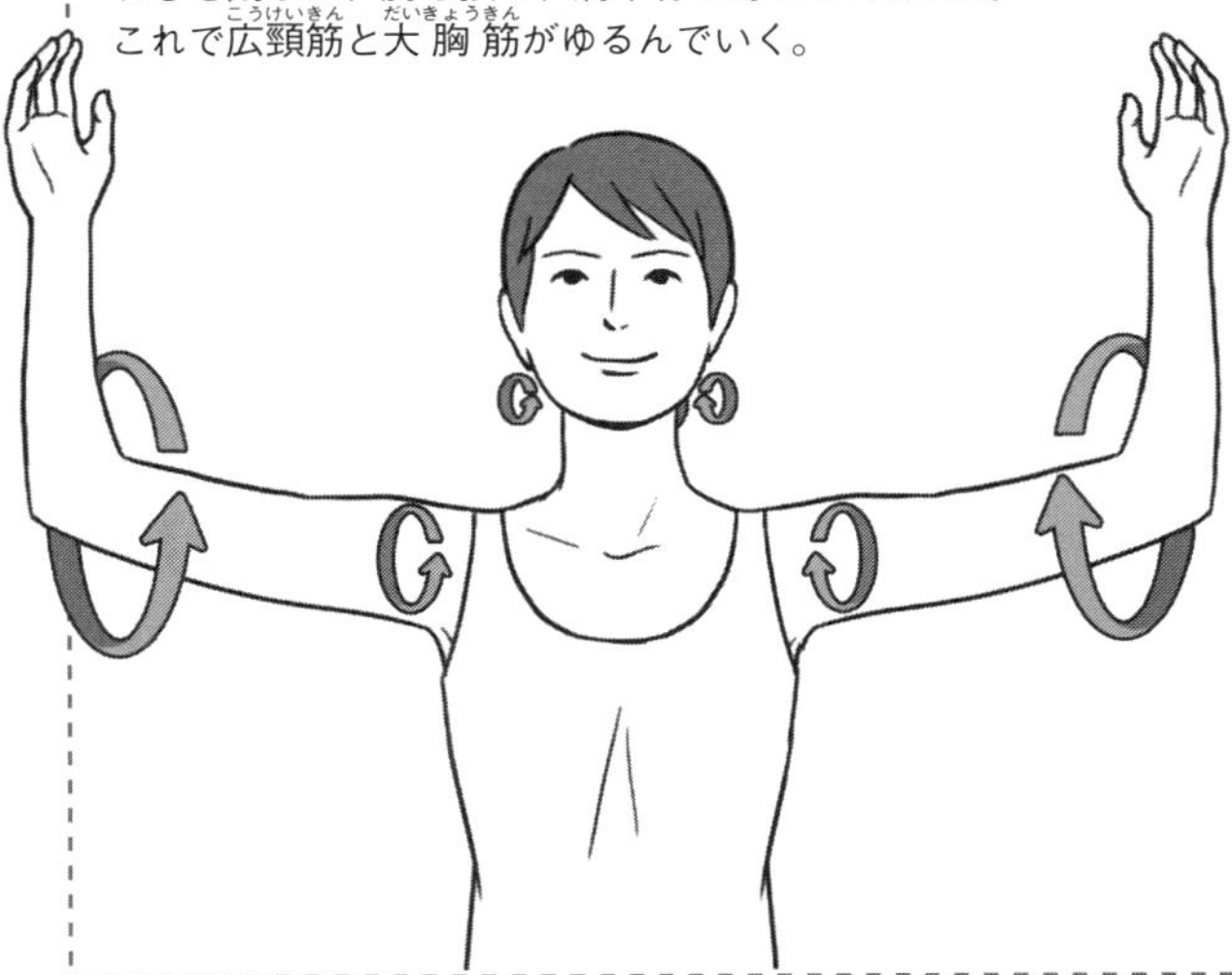

10

1〜**7**を３セット、**8**〜**9**を１セットおこなった後、
1〜**9**を２セットおこなう。
※ただし、腕回しが不得意で痛みなどがある人や、どうしても力が入ってしまう人は、**1**〜**7**を10セットだけでも十分に首や肩がゆるみます。

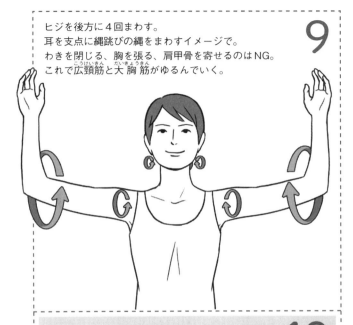

片手バンザイ

（首の痛みの解消、睡眠障害の改善など）

つらい肩こりをあっという間に撃退する即効性のあるメソッドです。

【効能】

●肩こり、肩の痛みの解消　●首こり、首の痛みの解消　●背中のこり、痛みの解消　●頭皮ケア（頭皮が軟らかくなる）　●髪の毛が綺麗になる　●頭髪のボリュームアップ　●まつ毛のボリュームアップ　●頭痛の改善　●疲労の改善　●睡眠障害の改善　●眼性疲労の改善

1

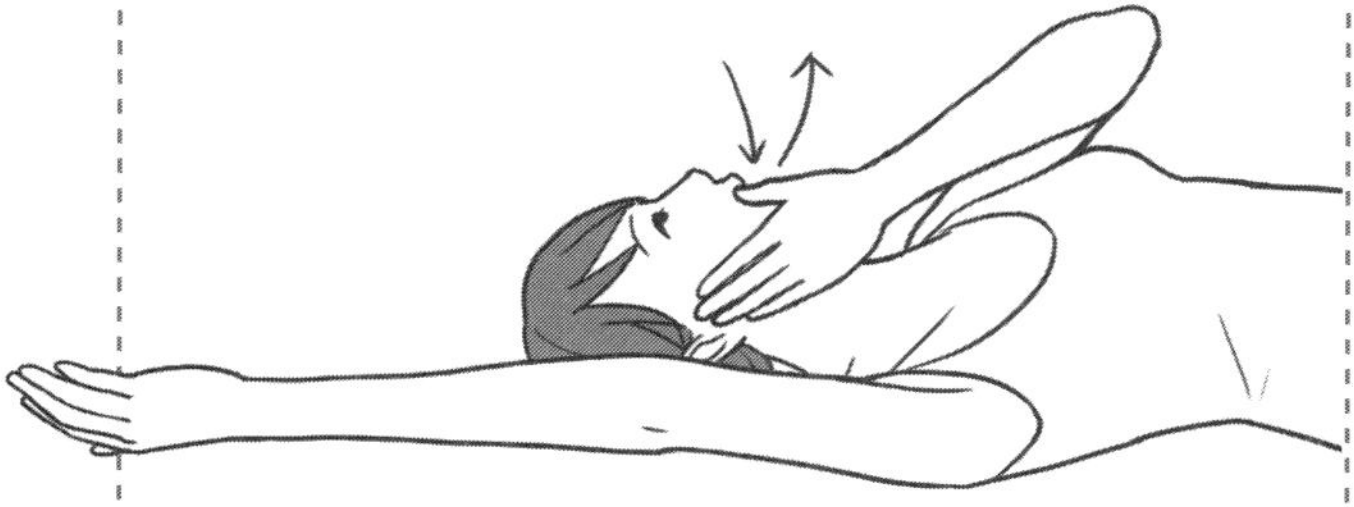

❶仰向けになり、片方の腕（たとえば右腕）を、ヒジを伸ばしてバンザイするように上げ、手のひらを内側に向ける。
❷反対側の手（左手）を（右側の）頬（頬筋）にそっと触れる。
❸鼻から息を吸い、力を抜きながら口からゆっくりと息を吐く（このとき、力を抜くためにややヒジが曲がる）。
❹またヒジを伸ばして、この呼吸を３回繰り返す。
これで咬筋《こうきん》がゆるんでいく。

2

1と同じポーズのまま、頬に触れていた手で首筋(広頸筋《こうけいきん》)にそっと触れ、1と同様に呼吸を3回繰り返す。

これで広頸筋がゆるんでいく。

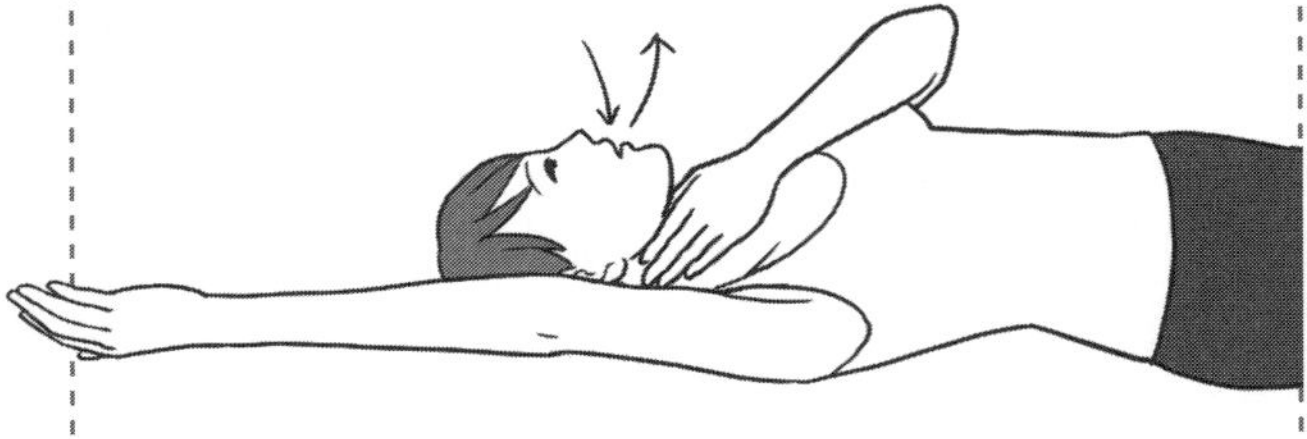

3

❶今度は、片側の手(右手)を90度上げて、ヒジを90度に曲げる。
❷大胸筋《だいきょうきん》に手(左手)でそっと触れて、鼻から息を吸い、力を抜きながら口からゆっくりと息を吐く。
❸この呼吸を3回繰り返す。
これで大胸筋がゆるんでいく。

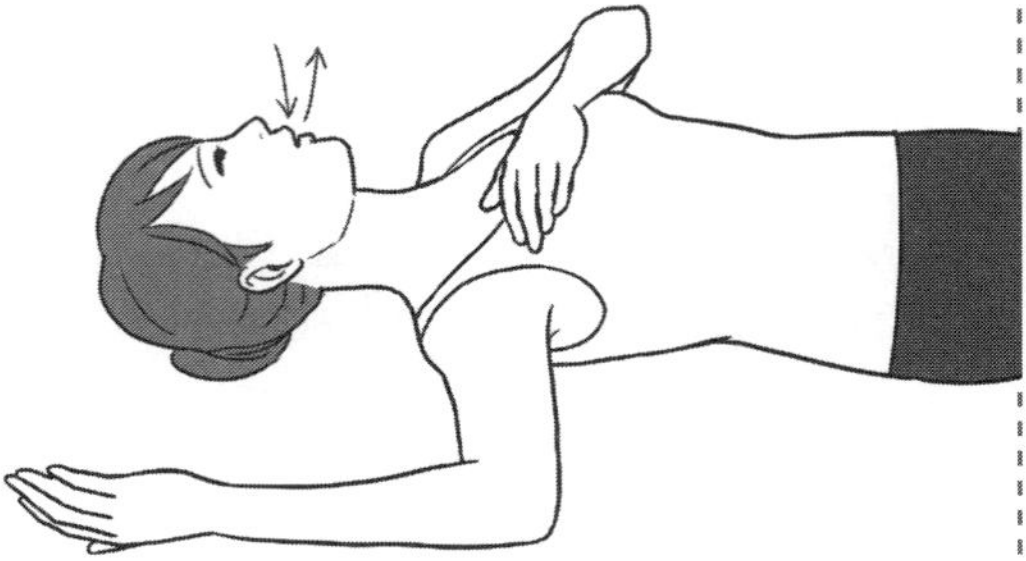

4

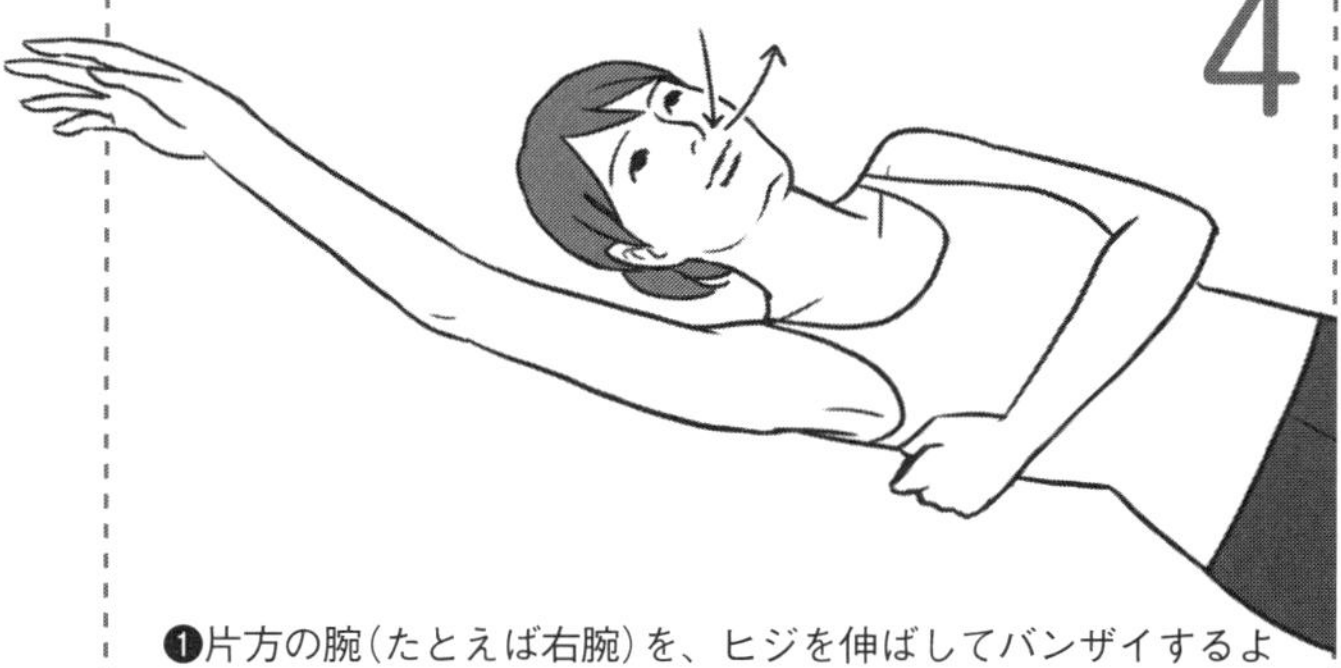

❶片方の腕(たとえば右腕)を、ヒジを伸ばしてバンザイするように上げ、手のひらを外側に向ける。
❷反対側の手(左手)で(右側の)脇の下(広背筋《こうはいきん》)にそっと触れる。
❸鼻から息を吸い、力を抜きながら口からゆっくりと息を吐く。(このとき、力を抜くためにややヒジが曲がる)。
❹またヒジを伸ばして この呼吸を3回繰り返す。
これで広背筋がゆるんでいく。

5

1～4を3セット、左右3往復する。
※このとき、首や肩、頭皮が軟らかくなっていることが十分に実感できないのは、一連の動きに力が入っているか、痛みがあるからです。力を抜くケアなので力が抜けていくことを実感し意識してください。正しくできればビックリするほどの効果が得られます。
首や肩の筋肉は仰向けの状態では、二の腕よりも軟らかいのが正常です。残念ながら正しくないケアをいくら続けても効果はありません。

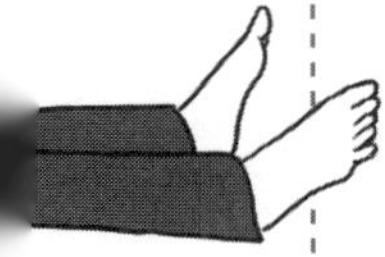

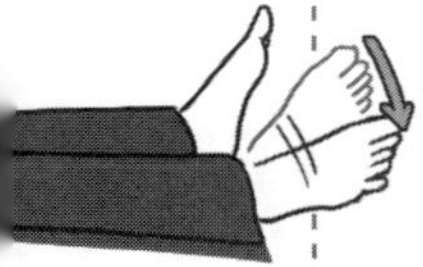

胸郭筋ゆる

（バストアップ、自律神経の安定など）

全身のリンパの流れがスムーズになるメソッドです。

【効能】

- バストアップ
- 呼吸改善
- 自律神経の安定
- 血圧の安定

1

❶平らなところに仰向けになり、タオルを胸のあたりに敷く。
❷片手（たとえば右手）を頭の上に伸ばす。
そのとき手のひらは外側に。脚は少し開いた状態で。
❸反対側の手（この場合、左手）でタオルの端をつまみ、胸を立てるように引き上げる。
❹呼吸を3回繰り返す。

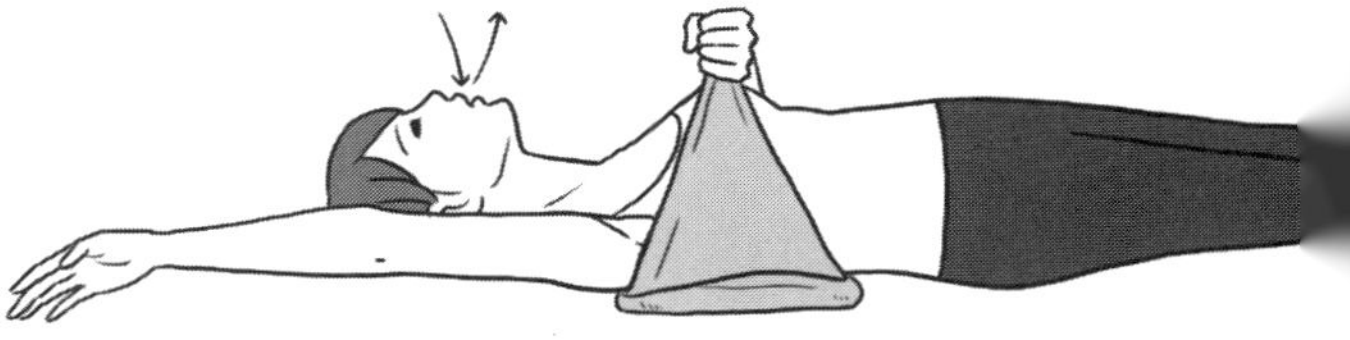

2

右足を外向き（この場合、右向き）に8回×2セットゆらす。
広背筋《こうはいきん》をゆらすことで全身が効率よくゆるんでいく。

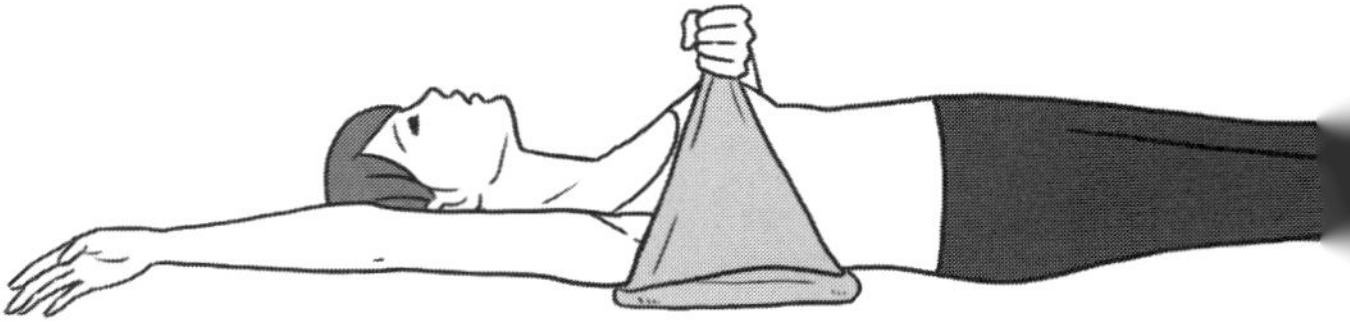

3

同様に、反対側もおこなう。

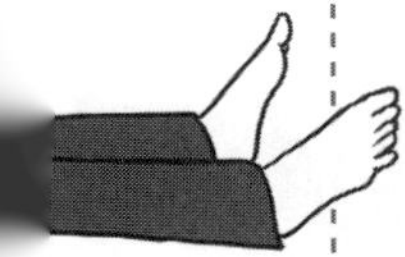

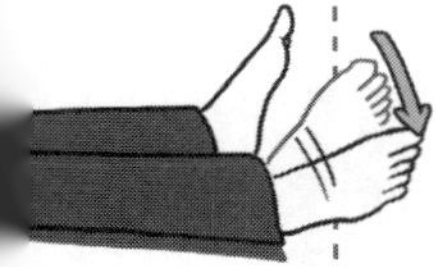

ウエスト筋ゆる

（ウエストダウン、
自律神経の安定など）

【効能】
●ウエストサイズダウン●肩こり、腰痛の改善　●胃腸などの不調の緩和　●自律神経の安定　●生理痛、生理不順の改善　●免疫力のアップ　●不妊症、鬱の改善

1

❶平らなところに仰向けになり、タオルをウエストのあたりに敷く。
❷片手（たとえば右手）を頭の上に伸ばす。
そのとき手のひらは外側に。脚は少し開いた状態で。
❸反対側の手（この場合、左手）でタオルの端をつまみ、お腹を立てるように引き上げる。
❹呼吸を3回繰り返す。

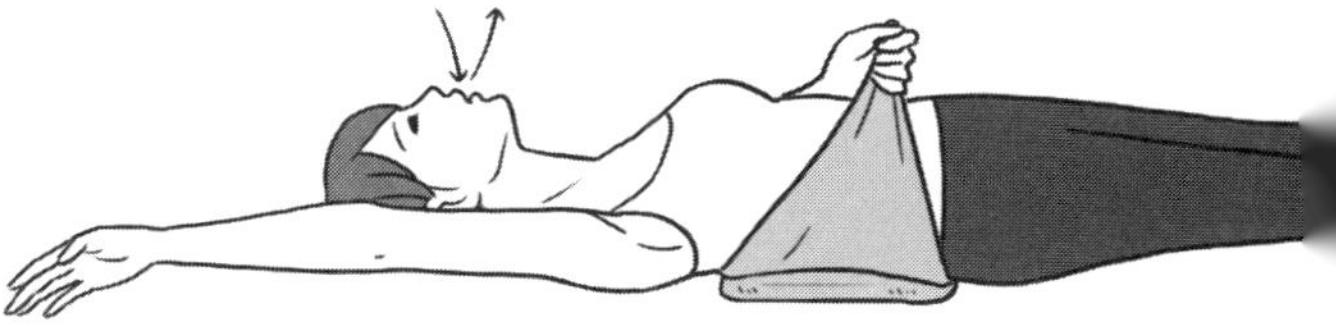

2

右足を外向き（この場合、右向き）に8回×2セットゆらす。
腰方形筋《ようほうけいきん》をゆらすことで全身が効率よくゆるんでいく。

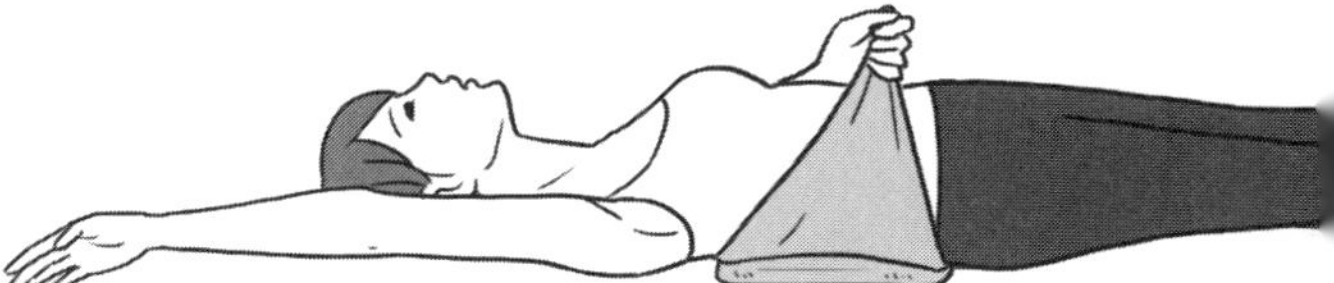

3

同様に、反対側もおこなう。

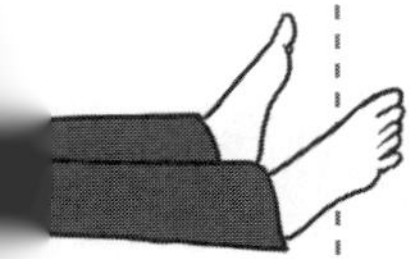

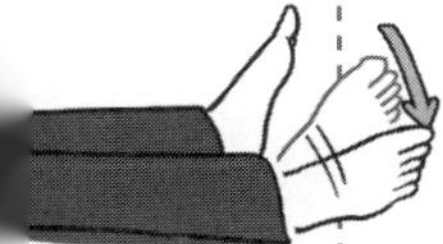

下半身筋ゆる

（腰痛の解消など）

【効能】

- 肩こりの解消
- 腰痛の解消
- 胃・腸などの不調の緩和

1

❶平らなところに仰向けになり、タオルをお尻のあたりに敷く。
❷片手（たとえば右手）を頭の上に伸ばす。
そのとき手のひらは外側に。脚は少し開いた状態で。
❸反対側の手（この場合、左手）でタオルの端をつまみ、胴を立てるように引き上げる。
❹呼吸を3回繰り返す。

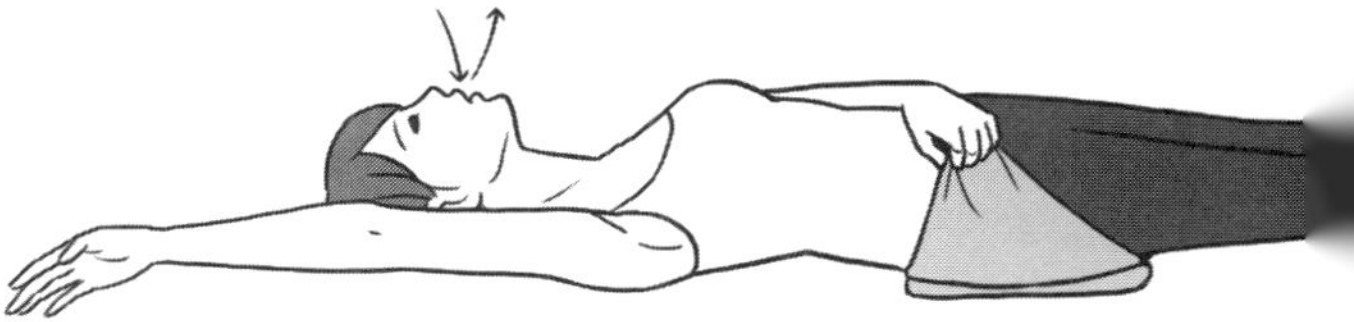

2

右足を外向き（この場合、右向き）に8回×2セットゆらす。
大臀筋《だいでんきん》・中臀筋《ちゅうでんきん》をゆらすことで全身が効率よくゆるんでいく。

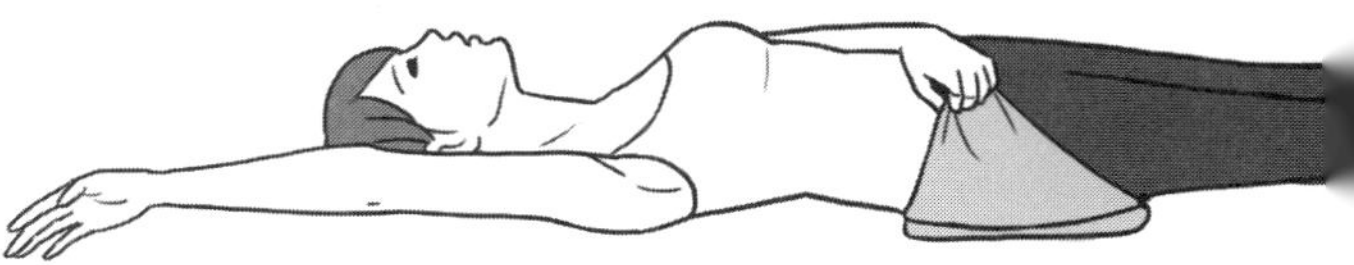

3

同様に、反対側もおこなう。

4

❶タオルを太もものあたりに移動させ、**1**と同じようにタオルの端を左手で持ち、引き上げる。
そのとき、頭の上に伸ばした手のひらは外側に。脚は少し開いた状態で。
❷呼吸を３回繰り返す。

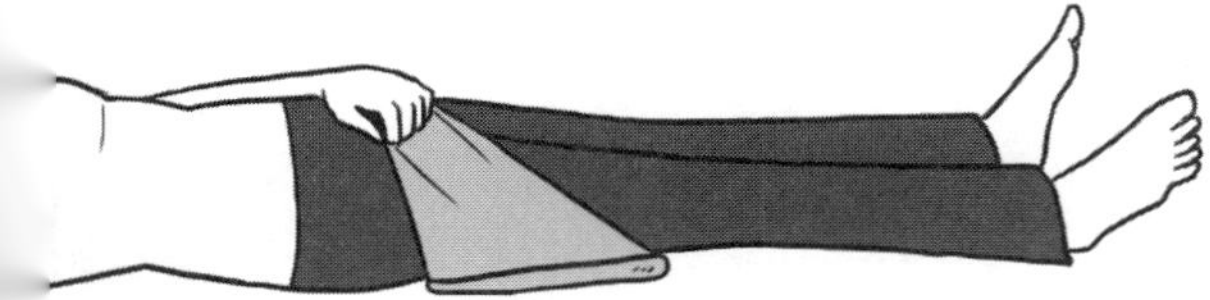

5

右足を内向き（この場合、左向き）に８回×２セット、外向き（この場合、右向き）に８回×２セットゆらす。

大腿筋膜張筋《だいたいきんまくちょうきん》・長腓骨筋《ちょうひこつきん》をゆらすことで全身が効率よくゆるんでいく。

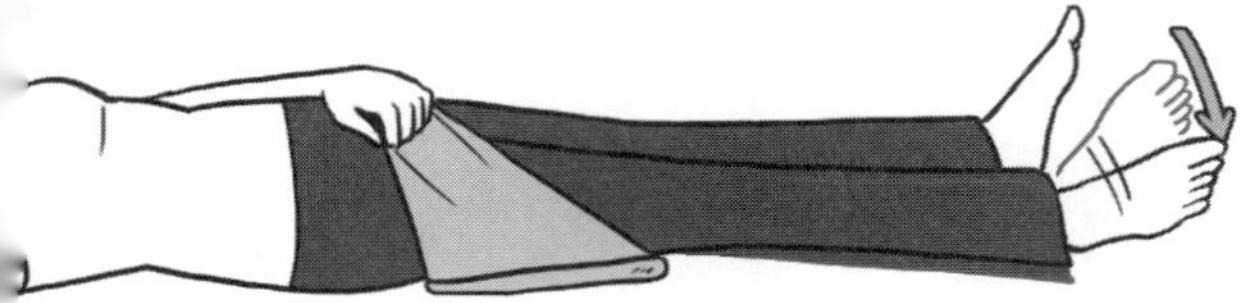

6

同様に、反対側もおこなう。
※仰向けのまま脚を高くあげるか、立って足踏みをすると、軽さが実感できます。そのつど、脚の軽さなどを確認してください。

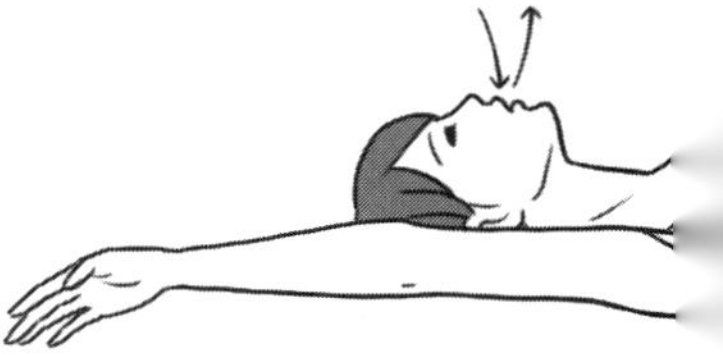

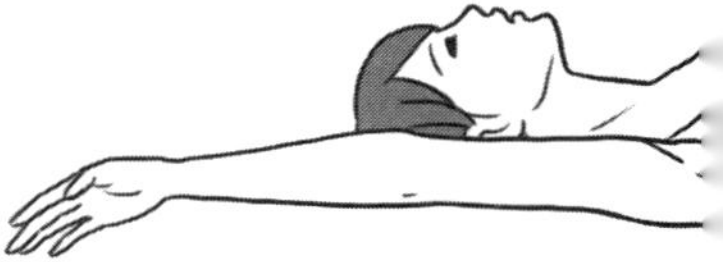

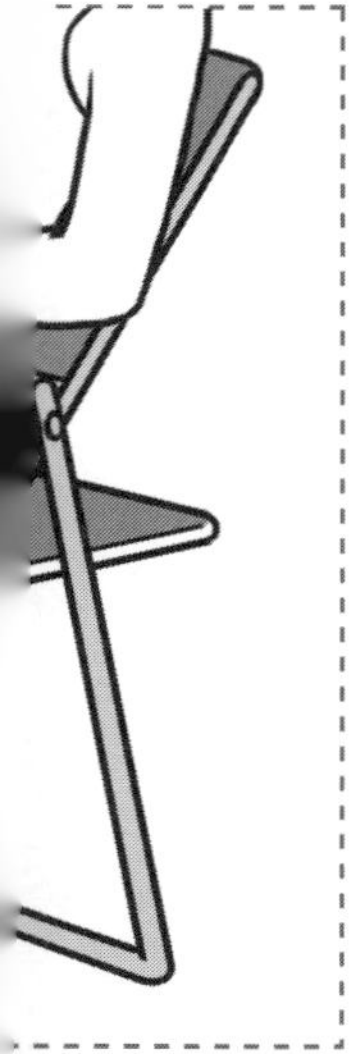

椅子を使った下半身筋ゆる

（胃・腸の不調の緩和など）

【効能】

- ●肩こりの解消
- ●腰痛の解消
- ●胃・腸などの不調の緩和

1

❶椅子に浅く座り、脚を軽く開く。
❷片側の脚（たとえば左側の脚）を前に出し、踵《かかと》を床につけたままつま先を軽く上げる。

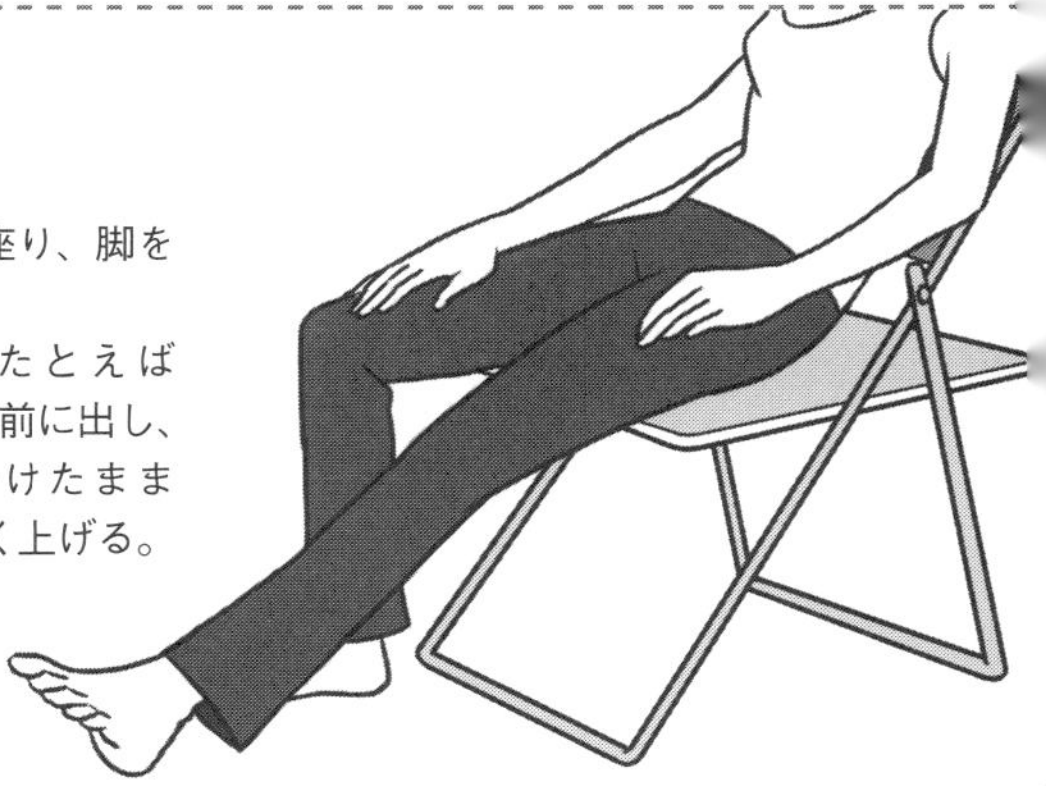

2

❶片側の脚（たとえば左側の脚）の付け根（ズボンの外側の生地あたり）を（右手で）つかみ、骨盤を立てる感じで軽く引き上げる。
反対側の手（左手）は（右）わき腹に軽くあてる。
❷そのポーズのまま、脚を外側に揺らして、（この場合）左手で大腰筋《だいようきん》の動きを確認する。
❸呼吸を３回繰り返す。

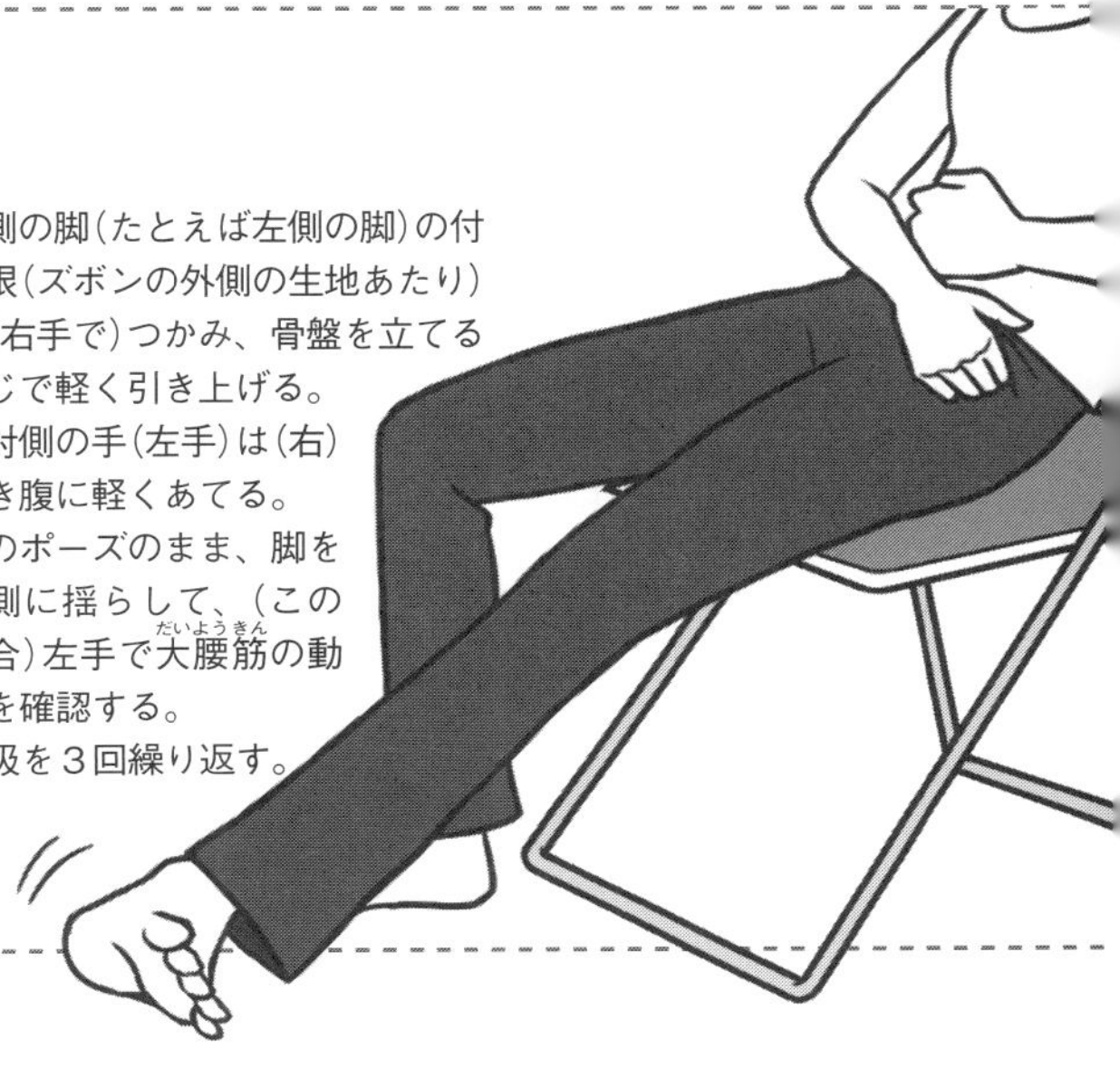

3

❶**2**のポーズのまま、左腕を天井に向けてまっすぐ伸ばし、手のひらを外側に向ける。
❷脚を踵が支点になるように外向き（この場合、左向き）に大きく8回×2セットゆらす。

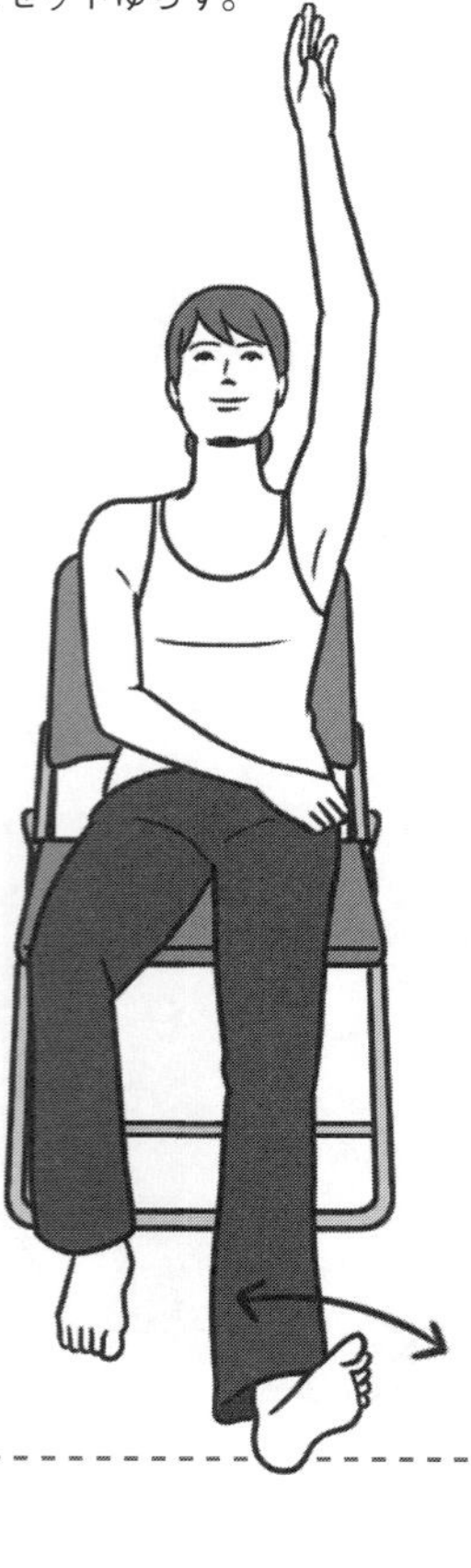

4

❶3のポーズのまま、右手でズボンの左ポケットのあたりをつかむ。
❷脚を踵が支点になるように左右に大きく8回×2セットゆらす。
❸呼吸を3回繰り返す。

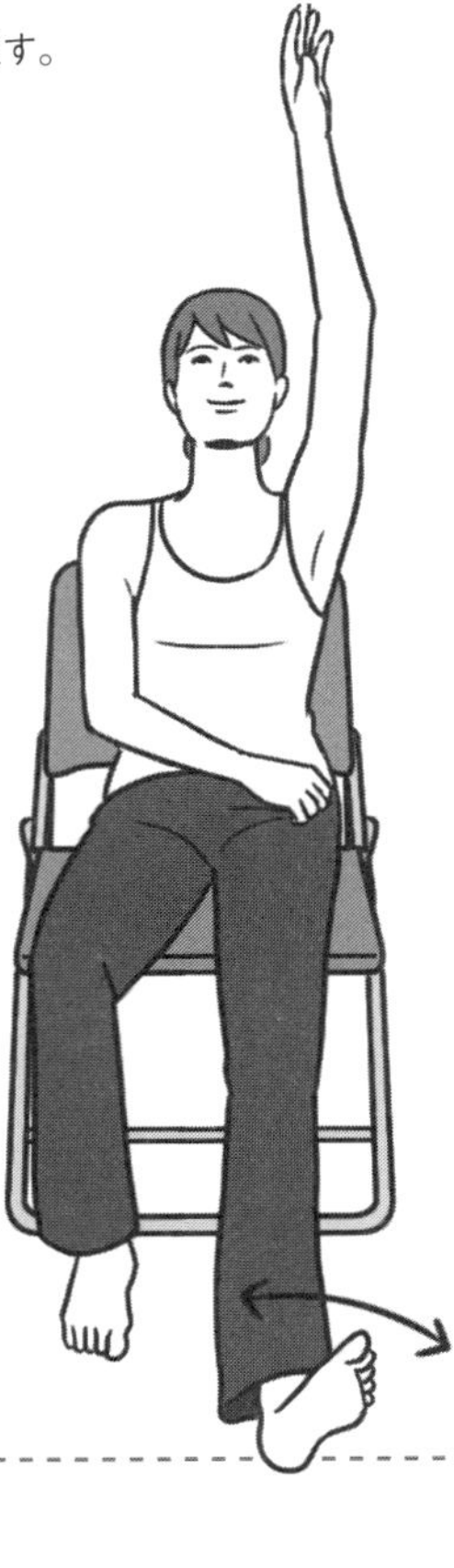

5

❶**4**のポーズのまま、今度は右手で左脚のもものあたりをつかむ。

❷脚を踵が支点になるように内側に大きく8回、外側に大きく8回ゆらす。

これで股関節《こかんせつ》と大腰筋がゆるんでいく。

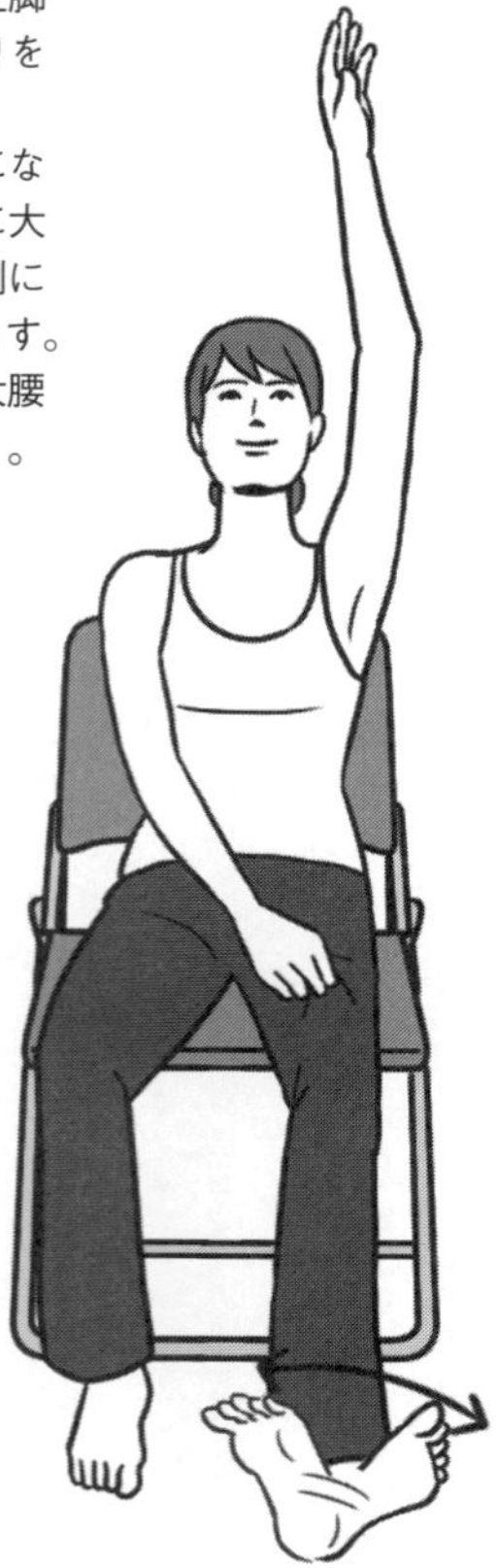

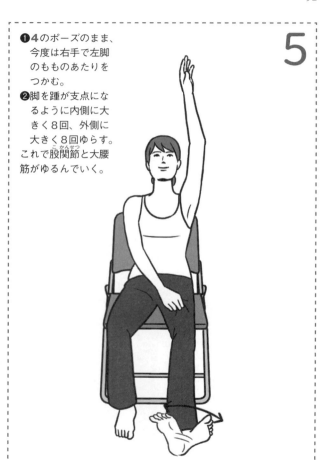

シェー体操
（骨盤調整、下半身太りの改善など）

ラテラルラインはシェー体操の準備運動のようなものです。
クロスラインは大腰筋をゆるめて骨盤の位置を正しく調整しますが、身体が硬い人は、いきなりクロスラインから入るとなかなかゆるみません。

【効能】
●腰痛の改善　●骨盤調整　●肩こりの改善
●頭皮ケア　●自律神経の安定　●不眠症の解消
●下半身太りの改善　●脚痩せ　●ヒップアップ

ラテラルライン（身体の側面のライン）をゆるめる

1

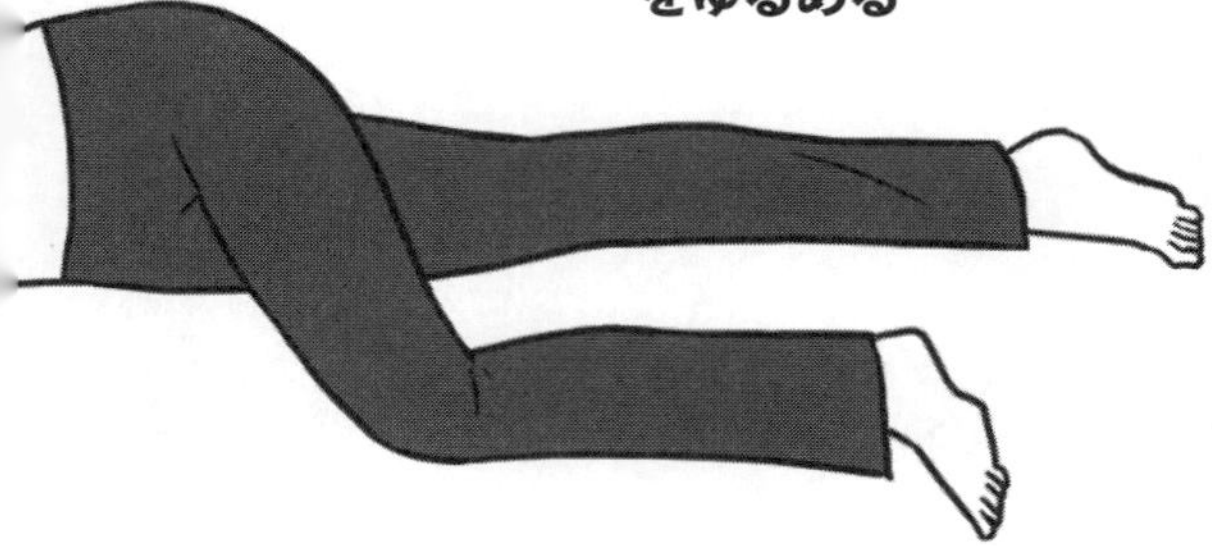

2

❶上側の腕を頭の上に伸ばし、耳と腕をつける。
❷視線は正面に向ける。
❸下側の手を上側のわき腹に軽く乗せる。
❹上側のヒザを床につけたまま、自転車をこぐ要領で8回まわす。
❺これを4セット繰り返す。

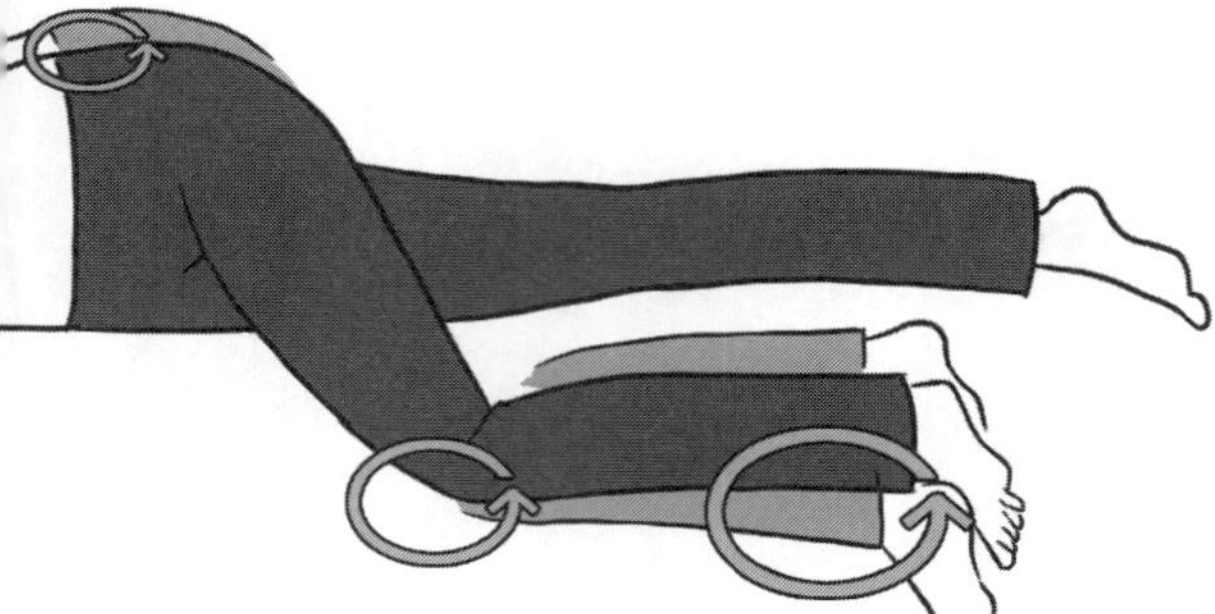

3

反対側も同様におこなう。

❶床に横たわり、頭を枕に載せる。
❷両手を合わせて前にまっすぐ伸ばす。
❸上側のヒザを曲げて床につける。

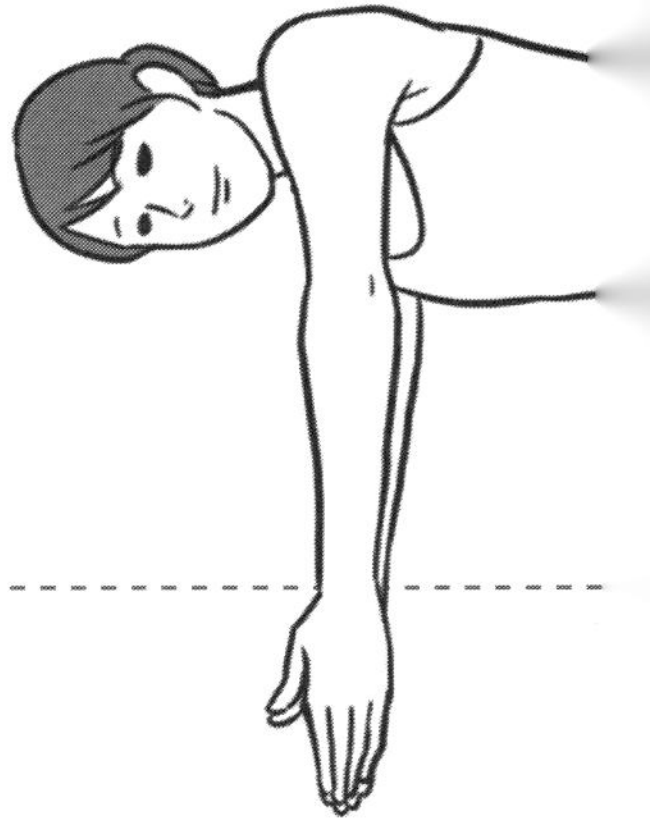

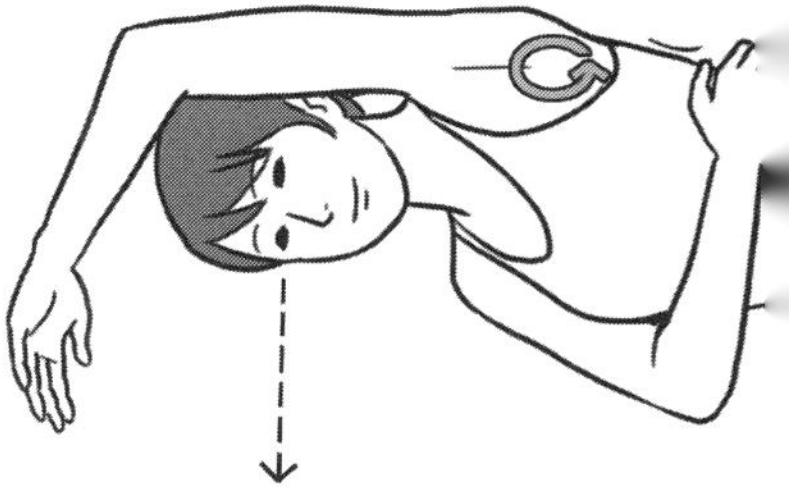

1 クロスライン（脚から腕にかけて左右をまたがるライン）をゆるめる

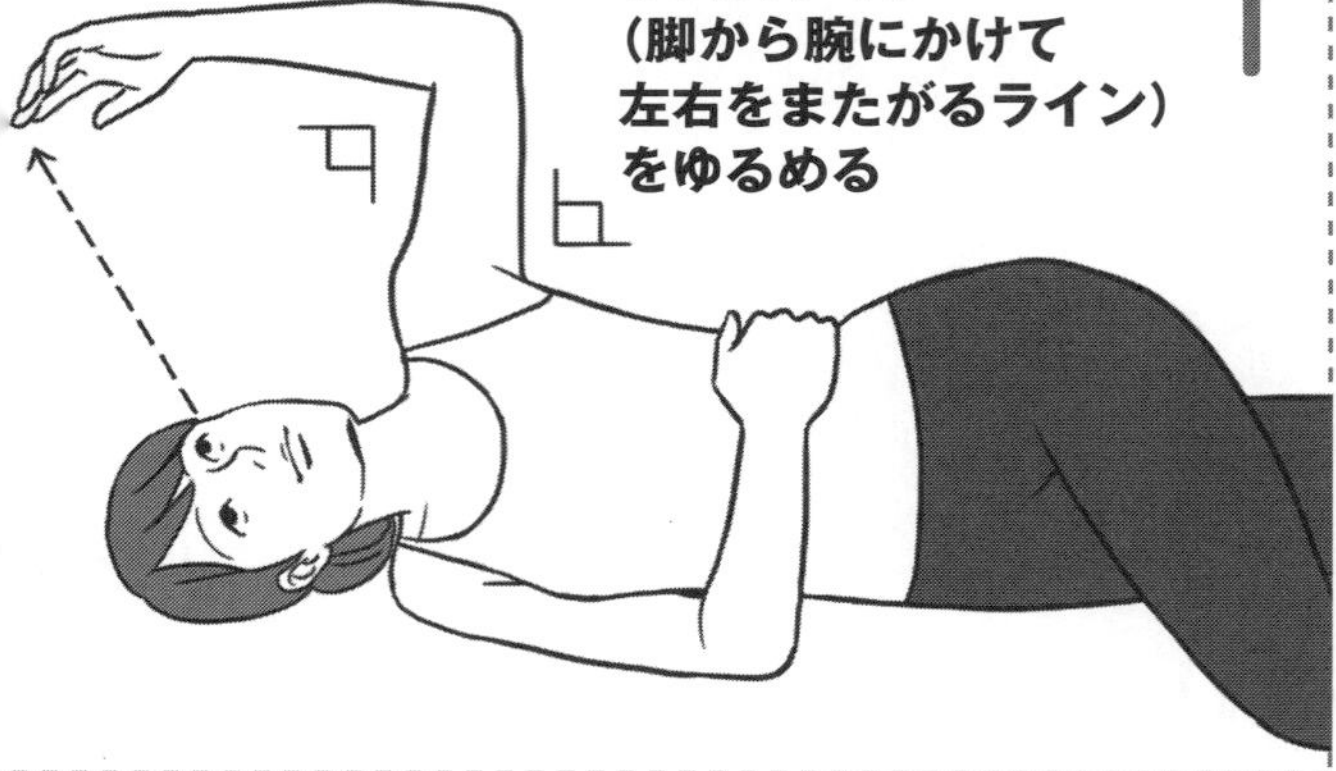

2

❶両肩と骨盤の左右のラインで「X」の字を描くようにひねる。
❷ラテラルラインの**2**同様に8回まわす。
❸これを4セット繰り返す。
これで上半身（大胸筋《だいきょうきん》、広背筋《こうはいきん》）と下半身を連結する骨盤周辺の筋肉（大腰筋《だいようきん》、腸骨筋《ちょうこつきん》、腰方形筋《ようほうけいきん》）がゆるんでいく。

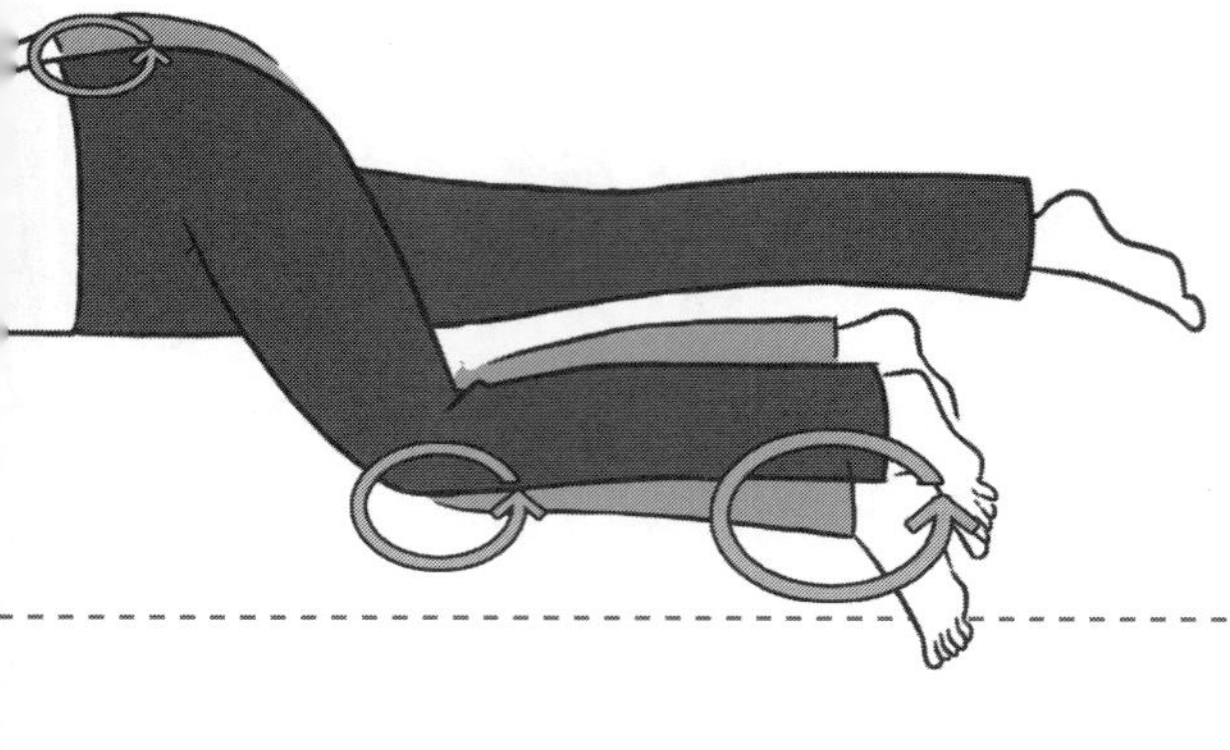

3

反対側も同様におこなう。
※仰向けのまま脚を高くあげるか、立って足踏みをしたときに脚が軽くなっていなかったり、頭皮が軟らかくなっていない場合は力の入りすぎです。力を抜いておこなってください。

❶床に横たわり、頭を枕に載せる。
❷上側のヒザを曲げて床につける。
❸上側のヒジを90度に曲げ、肩を外側に開く。
❹視線は上の手の指先に向ける。
❺下側の手を腰の上（小指が骨盤の上にかかるあたりの場所）に置く。

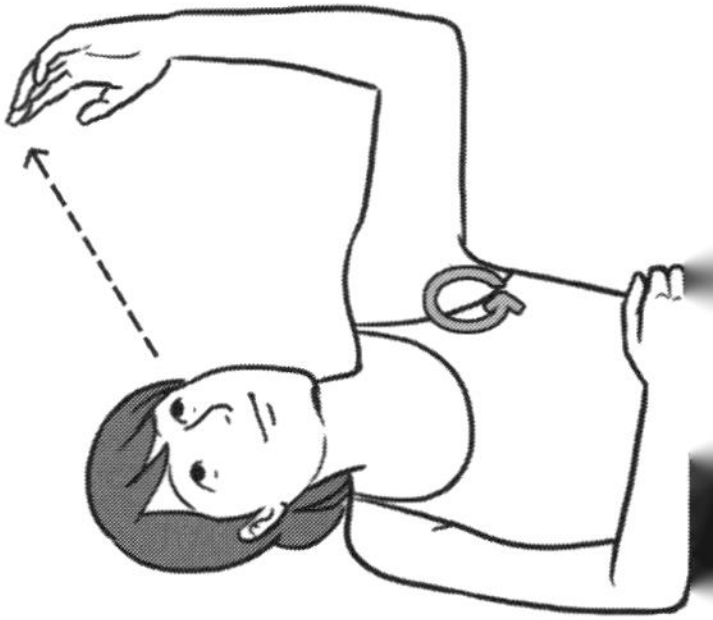

くじゃく体操

（首や背中の痛みの軽減など）

【効能】

- 首・背中の痛みの軽減
- ゆるみにくい筋肉をゆるめる

腰の幅に両脚を広げて立ち、両腕を頭上にかざす。手のひらは外側に。

1

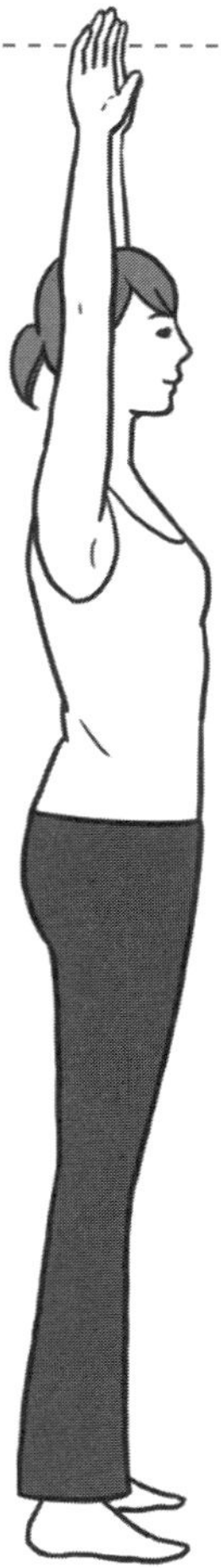

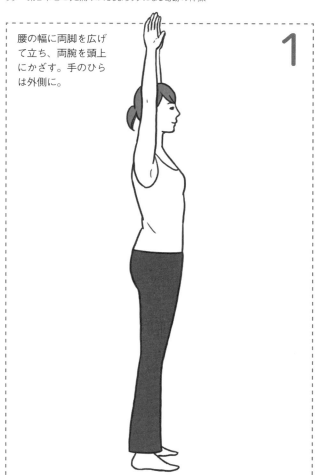

2

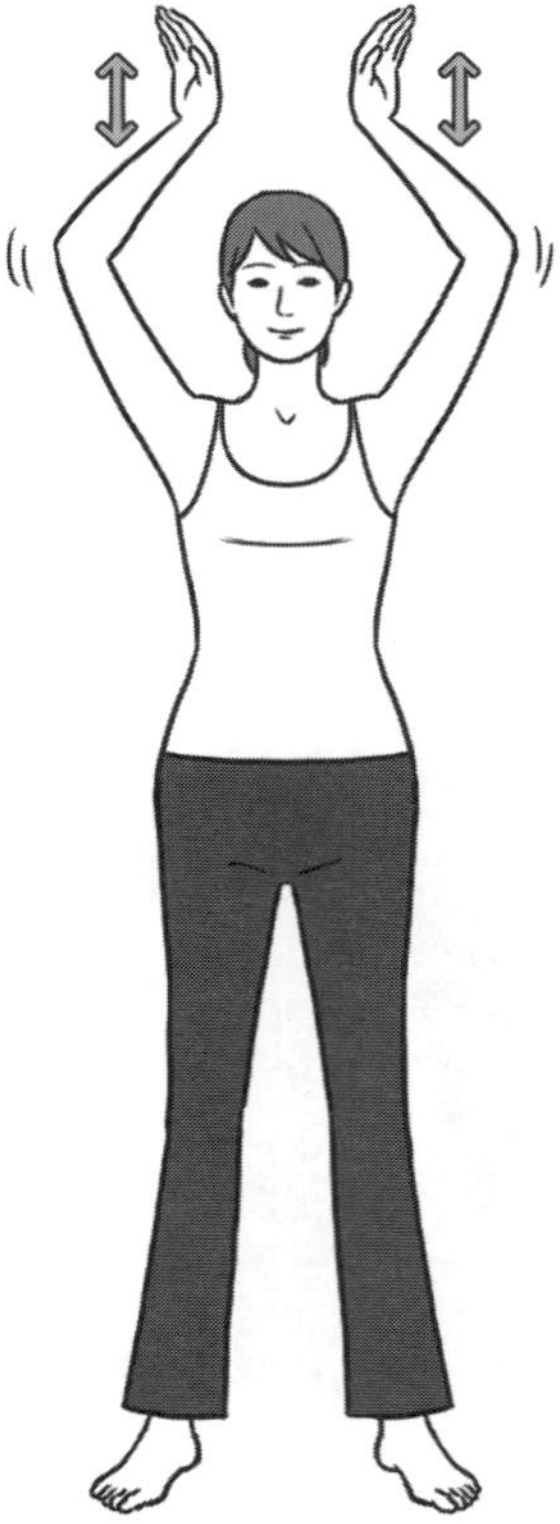

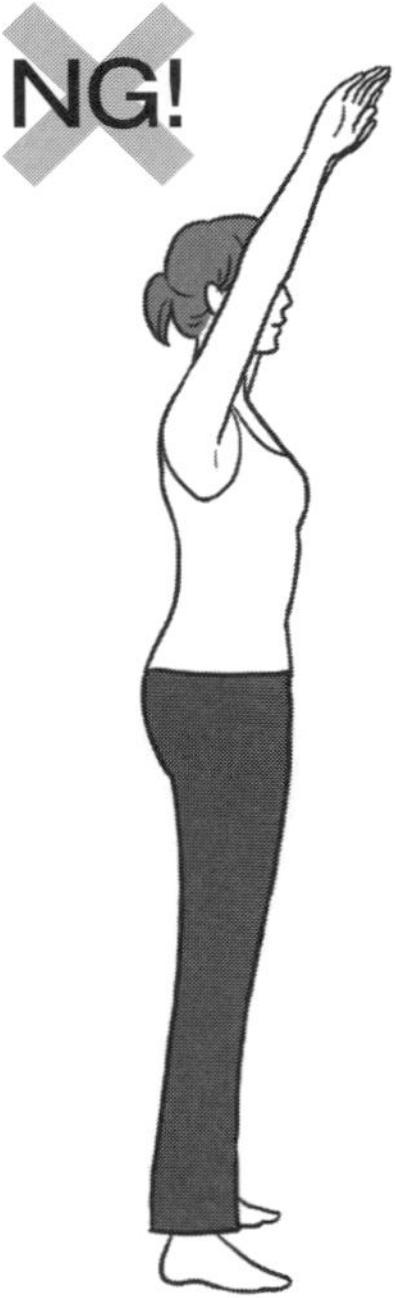

両腕を上下に軽くゆらす。腕を動かすというよりも、腕〜肩〜首〜耳に振動が伝わるようなイメージでおこなう。これで背面の筋肉がゆるんでいく。

腕が前に出たり、腰や背中が後ろに反ると、かえって筋肉を緊張させてしまいます。

ヒザ下伸ばし
（足のむくみの緩和など）

【効能】
- ●脚のむくみの緩和
- ●美脚
- ●血栓、肺塞栓の予防
- ●エコノミー症候群の予防

1

❶椅子に座り、握りこぶしが2つ入るくらいに脚を開く。
❷片足の親指をつけたまま、小指を持ち上げて、だらんと落とす。このとき、ヒザが内に寄らないように。
❸これを4セットおこなう。

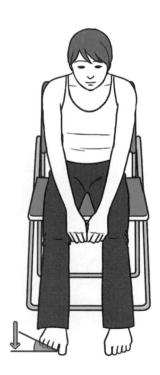

2

❶片側の足（たとえば右足）の踵を床につけたままつま先を軽く上げる。
❷右ヒザを両手で内側から固定し、右ヒザに内向きの力を入れる。
❸固定を外して力を一気に抜き、固定が外れた勢いで右ヒザを内側に倒す。そのまま身体全体を脱力させる。
❹これを３セットおこなう。

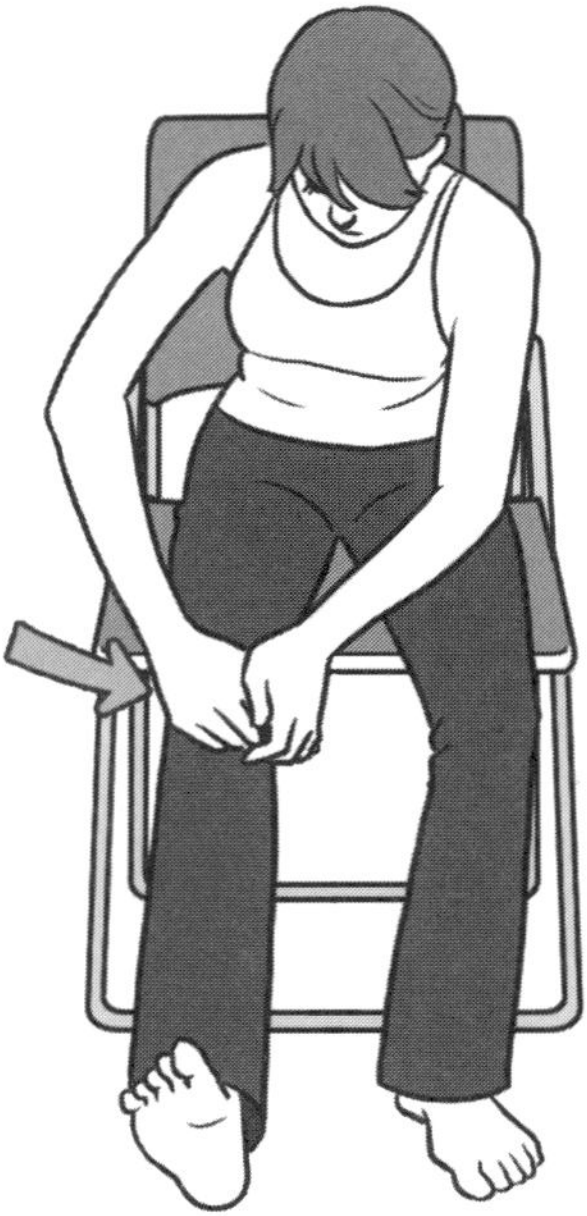

3

❶**2**と同様に、右足の踵を床につけたままつま先を軽く上げる。
❷右ヒザを両手で内側から固定し、右ヒザに内向きの力を入れる。
❸踵を支点として、足先をできるだけ左側に寄せる。
❹固定を外して力を一気に抜き、固定が外れた勢いで右ヒザを内側に倒す。そのまま身体全体を脱力させる。
❺これを３セットおこなう。

これで伸筋《しんきん》群（大腿四頭筋《だいたいしとうきん》、大腿筋膜張筋《だいたいきんまくちょうきん》）がゆるんでいく。

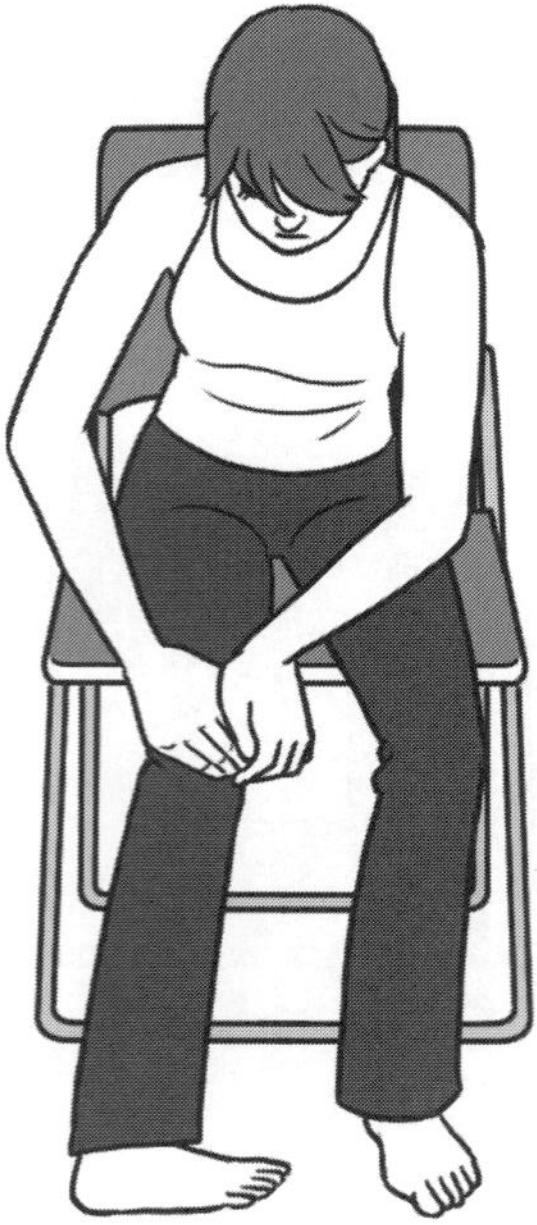

ヒザの皿の高さとヒザ下の高さを左右で確認する。このとき、右ヒザ下が長くなっているのが確認できる。

4

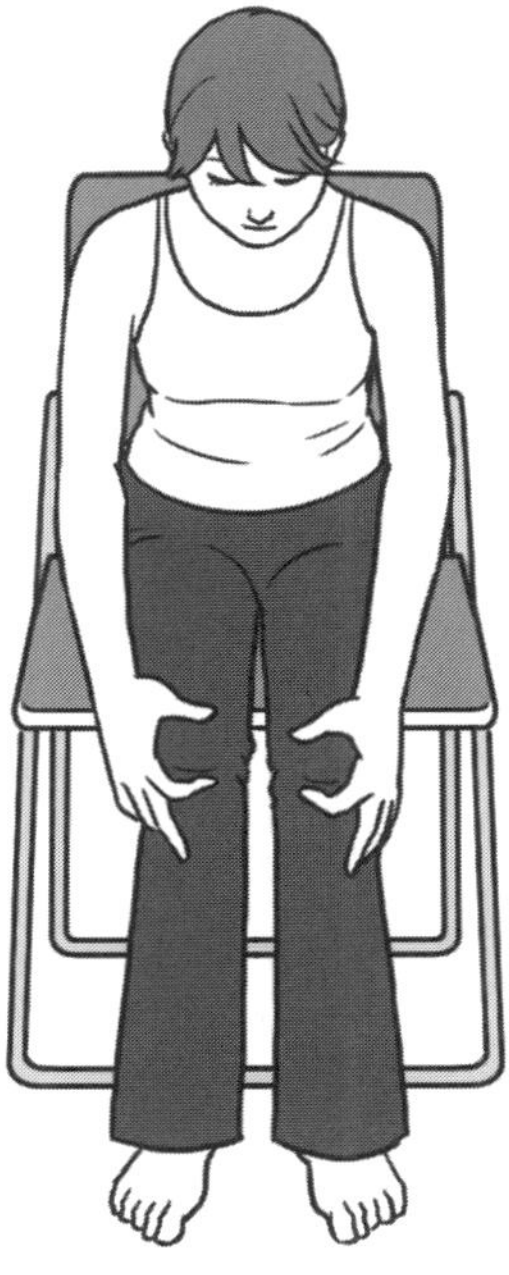

立ちあがって足踏みをし、軽さを実感する。

5

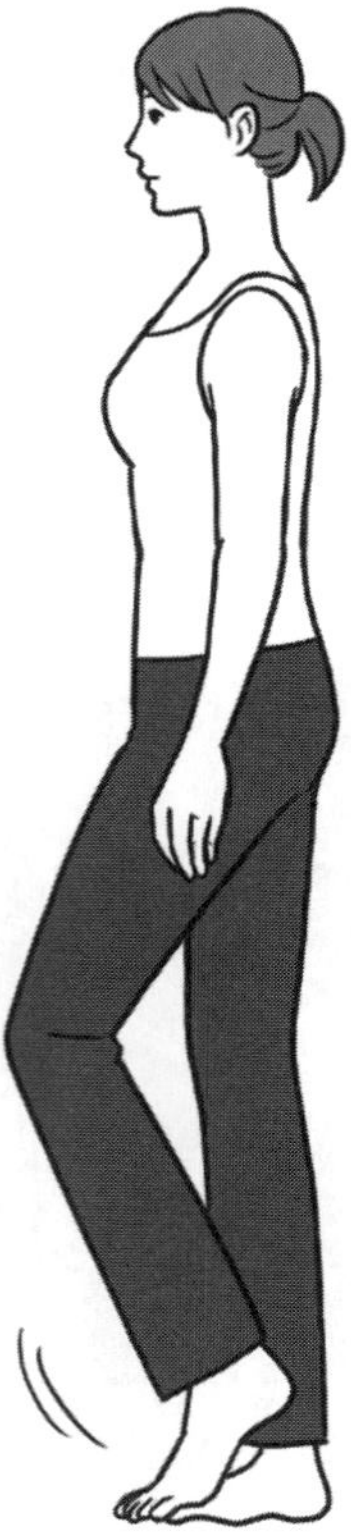

巻き肩セルフケア
（巻き肩の解消、心肺機能アップなど）

巻き肩とは、肩関節が内側に巻き込まれている状態です。内巻き肩というとイメージしやすいかもしれません。巻き肩状態を改善することで肩や首のこり、頭痛、自律神経の乱れなどが緩和されます。

【効能】
●巻き肩の解消　●肩こりの解消
●心肺機能アップ　●頭痛の緩和

1

❶首を少し右に傾けて、右手の人差し指で左顎の付け根の部分に軽く触れる。
❷左手のひらを返し、外側に向ける。

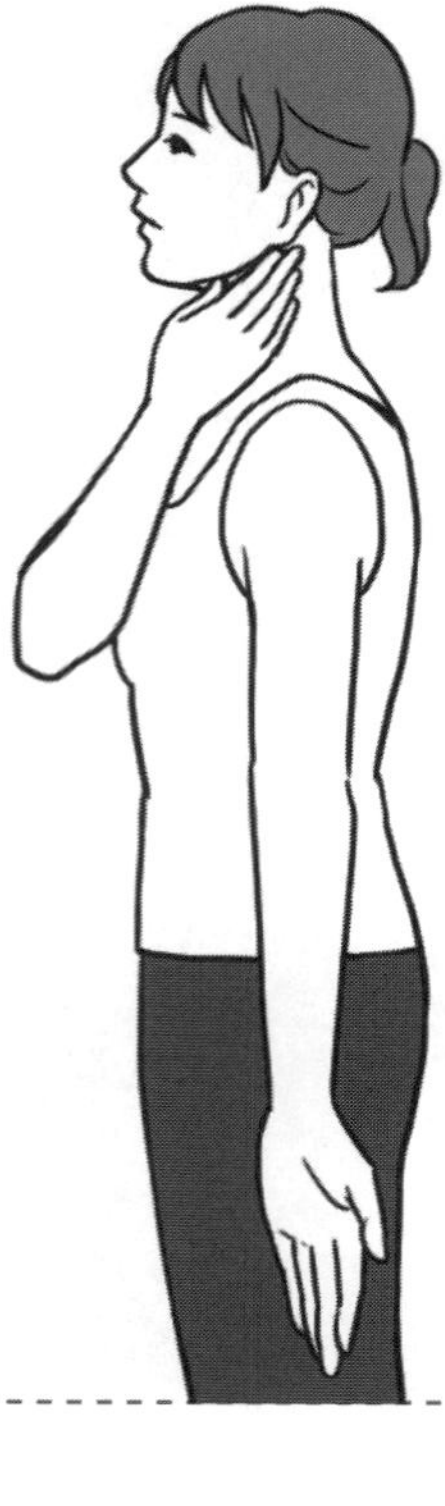

深呼吸を３回する。

2

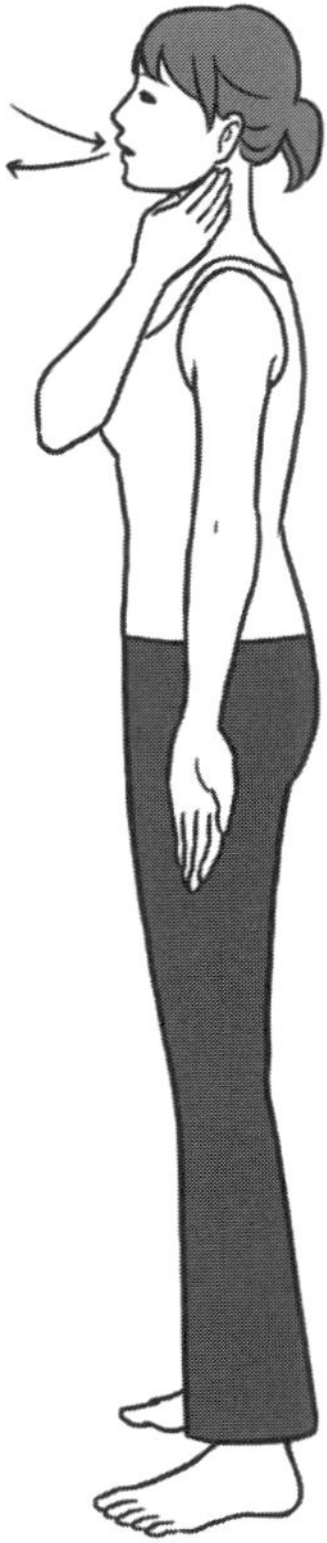

3

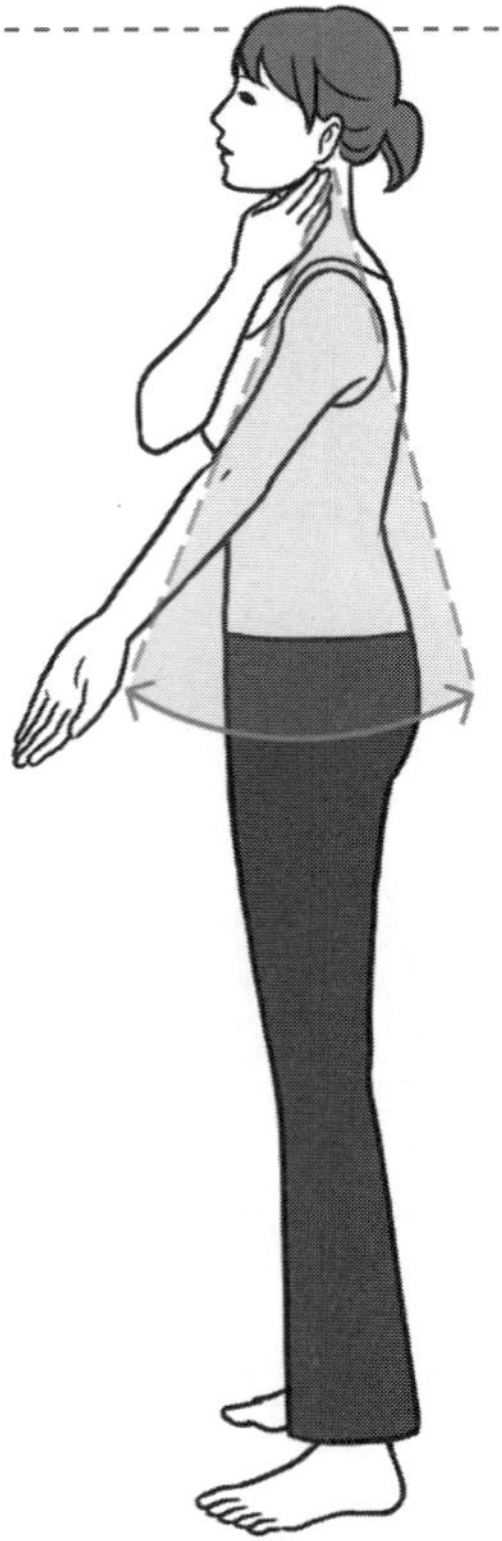

2の状態から左腕を前後に軽くゆらす。このとき、右手で左手の動きを感じる。

同様に、反対側もおこなう。
これで伸筋《しんきん》と屈筋《くっきん》がゆるんでいく。

4

両手の上腕（ヒジから肩）を後方にクルクル回して、軽くなっていることを確認する。

5

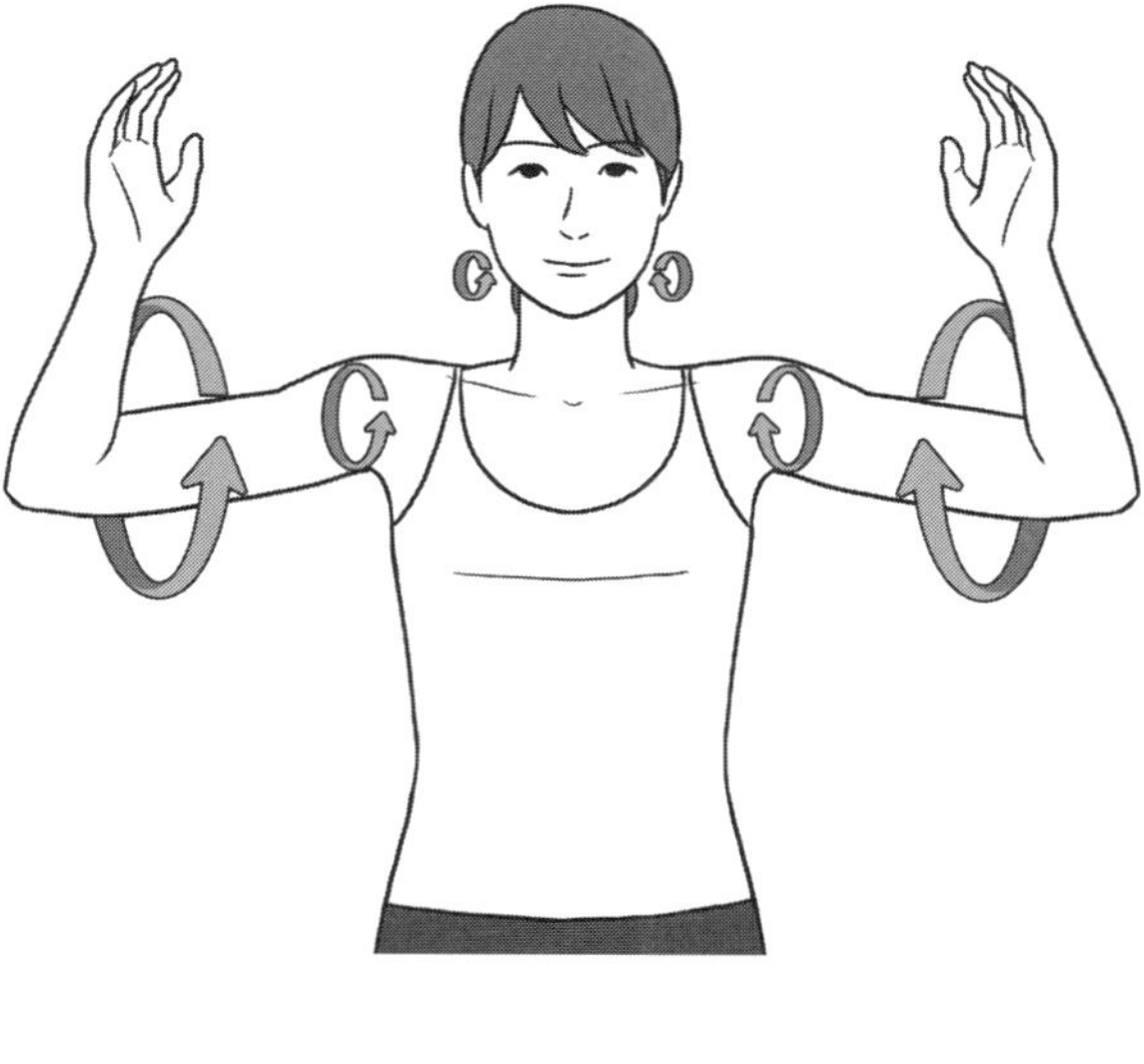

骨盤矯正ケア

（骨盤の矯正、腰痛の解消など）

【効能】

- ●骨盤の矯正
- ●腰痛の解消
- ●下半身太りの改善
- ●ヒップアップ
- ●腸内環境の整備

1

❶身体の右側に椅子を置き、右手で椅子の背もたれをつかむ。
❷椅子の背もたれをつかんだ右手で身体を支えつつ、左手で左足の甲を後ろへ持ち上げる。

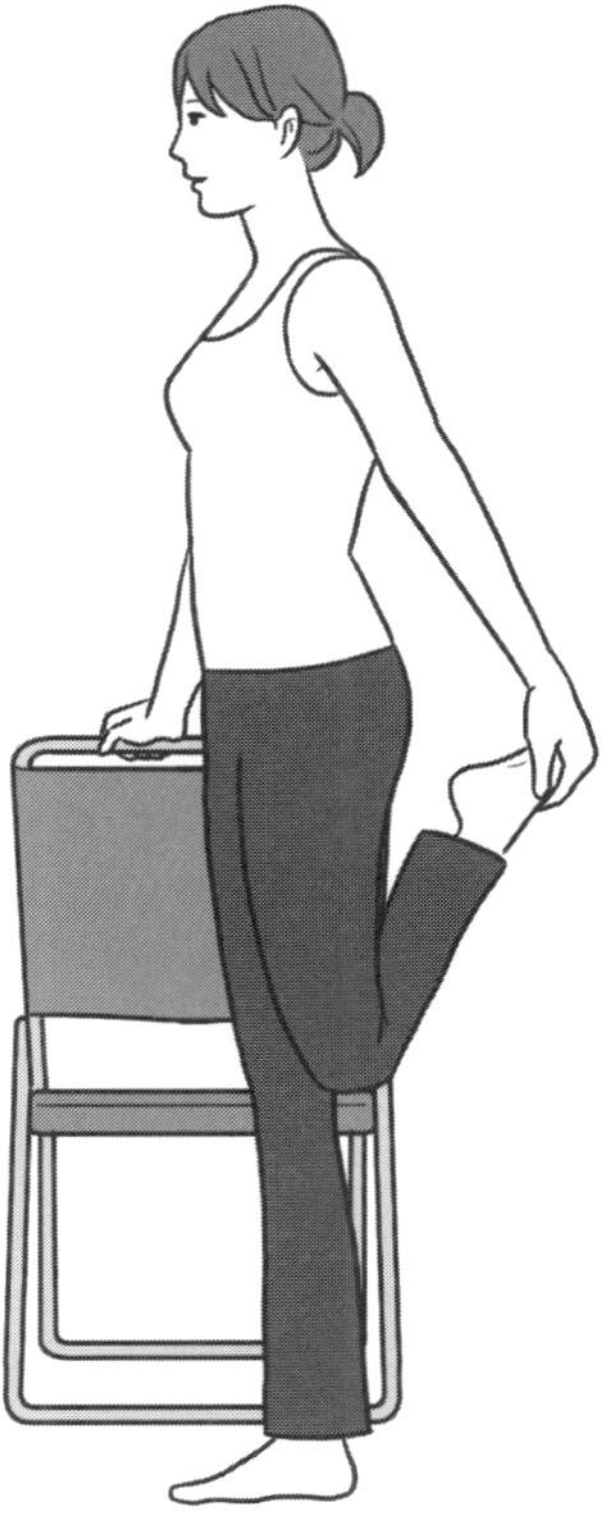

1の状態で、左脚を前後に8回ゆらす。

2

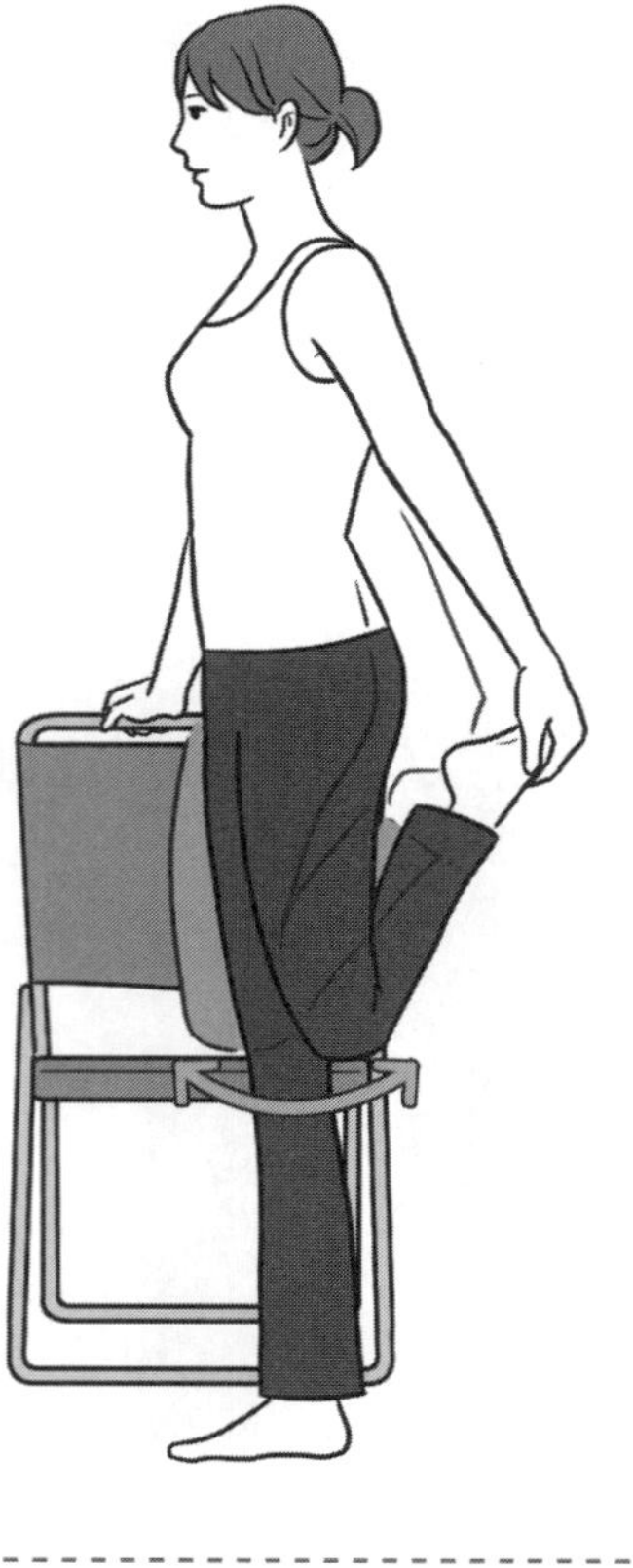

3

❶右手は椅子の背もたれをつかんだままで、左手を左脚の付け根に添える。
❷左脚を少し前に出し、踵を床につけたままつま先を軽く上げて、足先を左右に8回ゆらす。

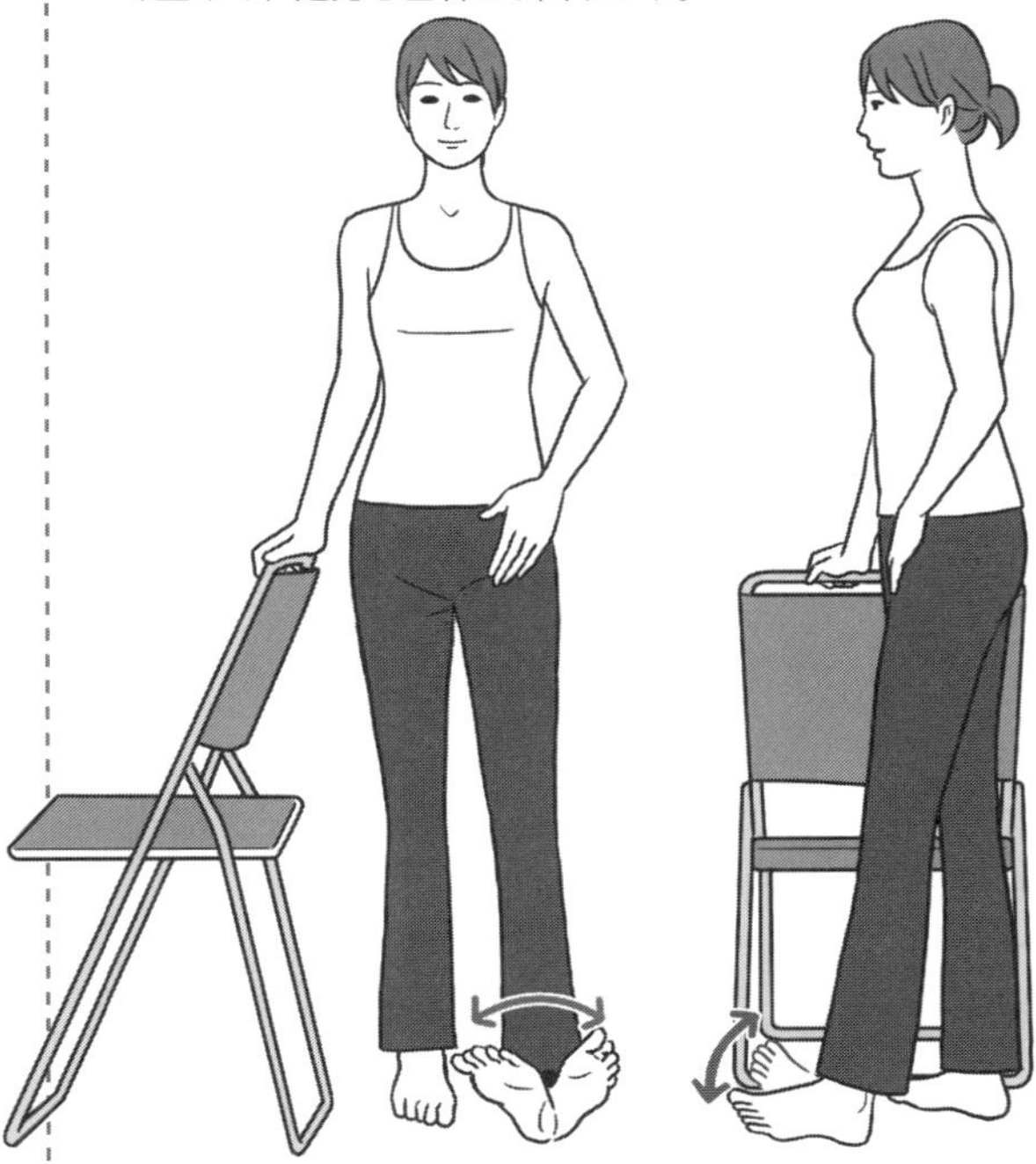

4

1〜3を4セット繰り返す。
右脚も同様におこなう。
これで大腰筋《だいようきん》がゆるんでいく。

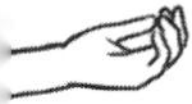

肩甲骨はがし

（背中の痛みの緩和・解消など）

【効能】

- 肩甲骨をゆるめる
- 肩こりの緩和・解消
- 腕の可動域の増大
- 怪我の予防
- 背中の痛みの緩和・解消
- 身体能力の向上

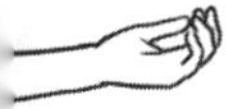

1

床などに横になり、肩を上下に動かす。
そのとき、肩甲骨のことは意識せずに、
耳から上腕を上下に動かすイメージで。

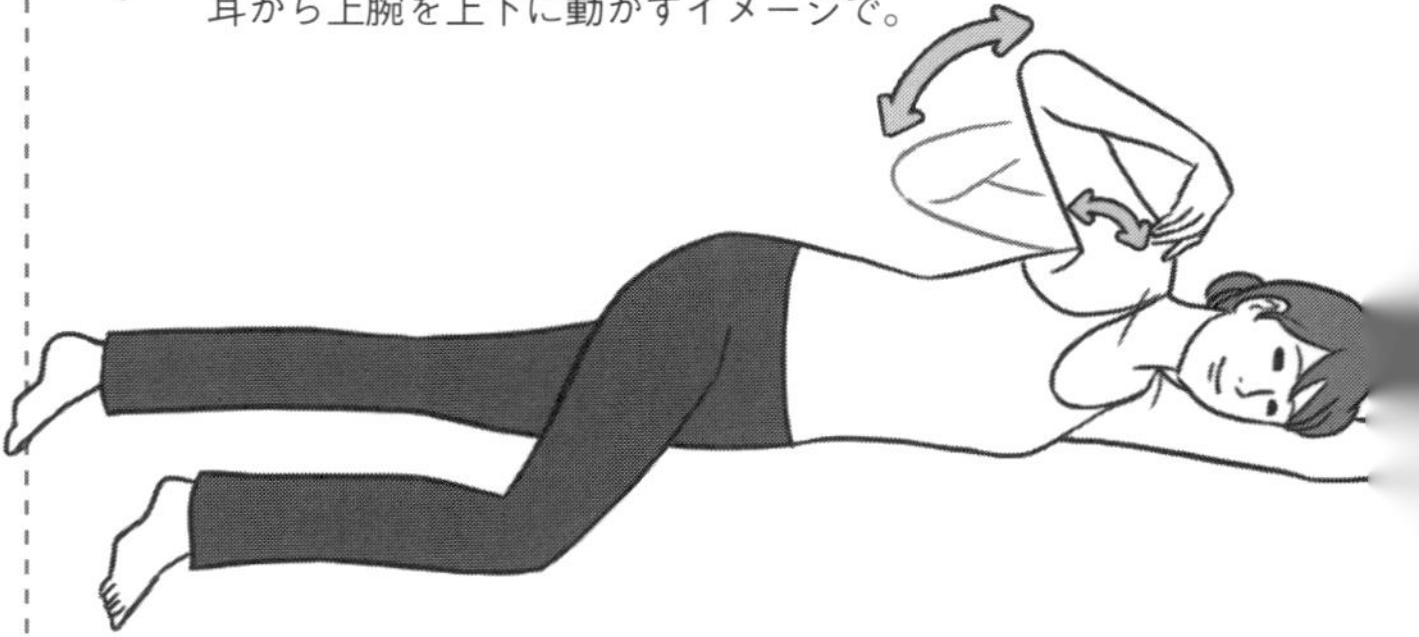

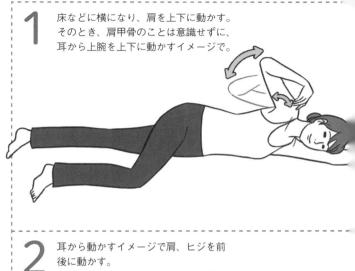

2

耳から動かすイメージで肩、ヒジを前後に動かす。

このときも肩甲骨のことは意識せずに、耳から肩、ヒジを動かし、一緒に肩甲骨も動くイメージで。

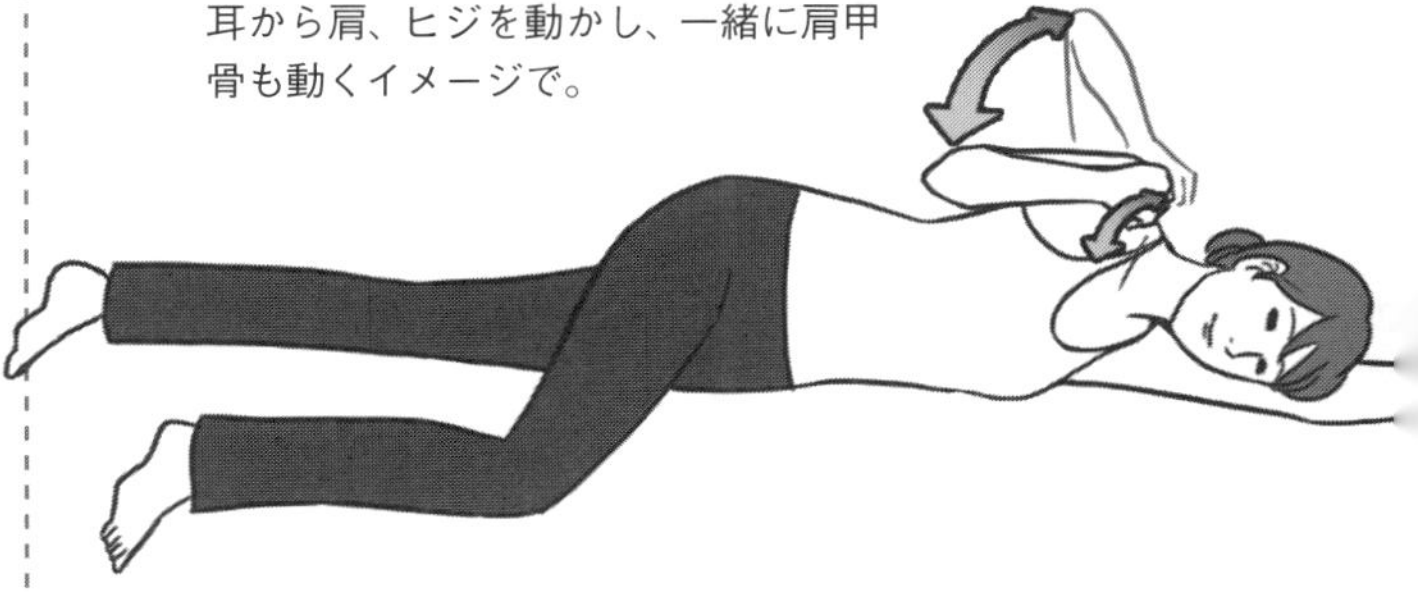

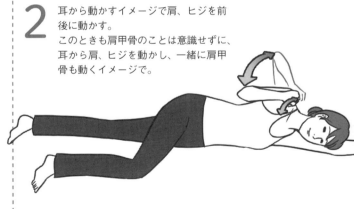

3

肩甲骨を後ろに大きくグルグルと回す。

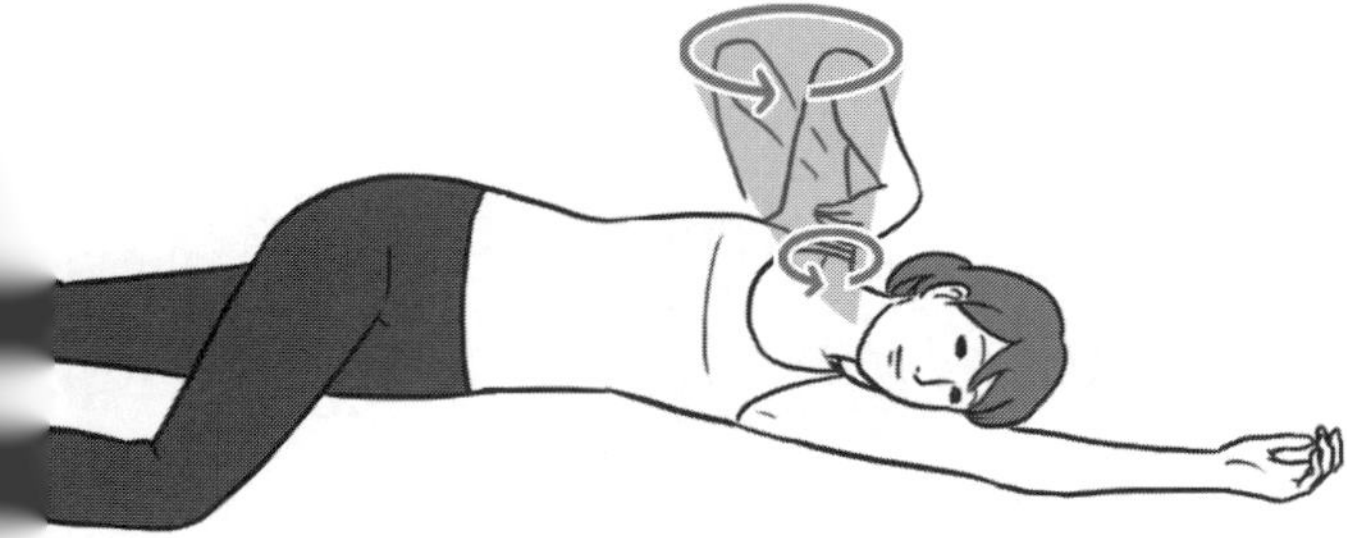

4

1〜**3**をもう一度、繰り返す。
このとき、大胸筋が大きく動くように意識する。

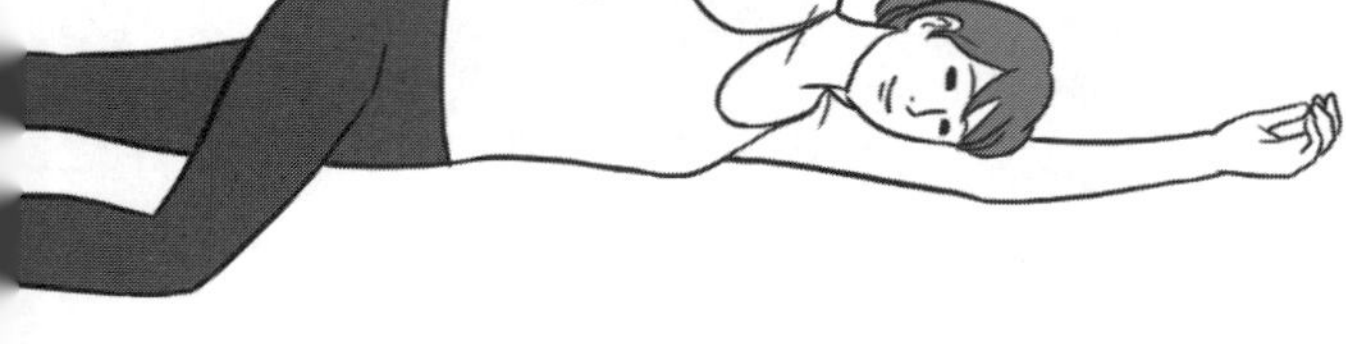

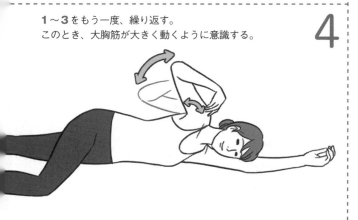

5

起き上がって肩甲骨を動かしてみると、圧倒的に軟らかく、動きが大きく、軽くなっていることがわかる。

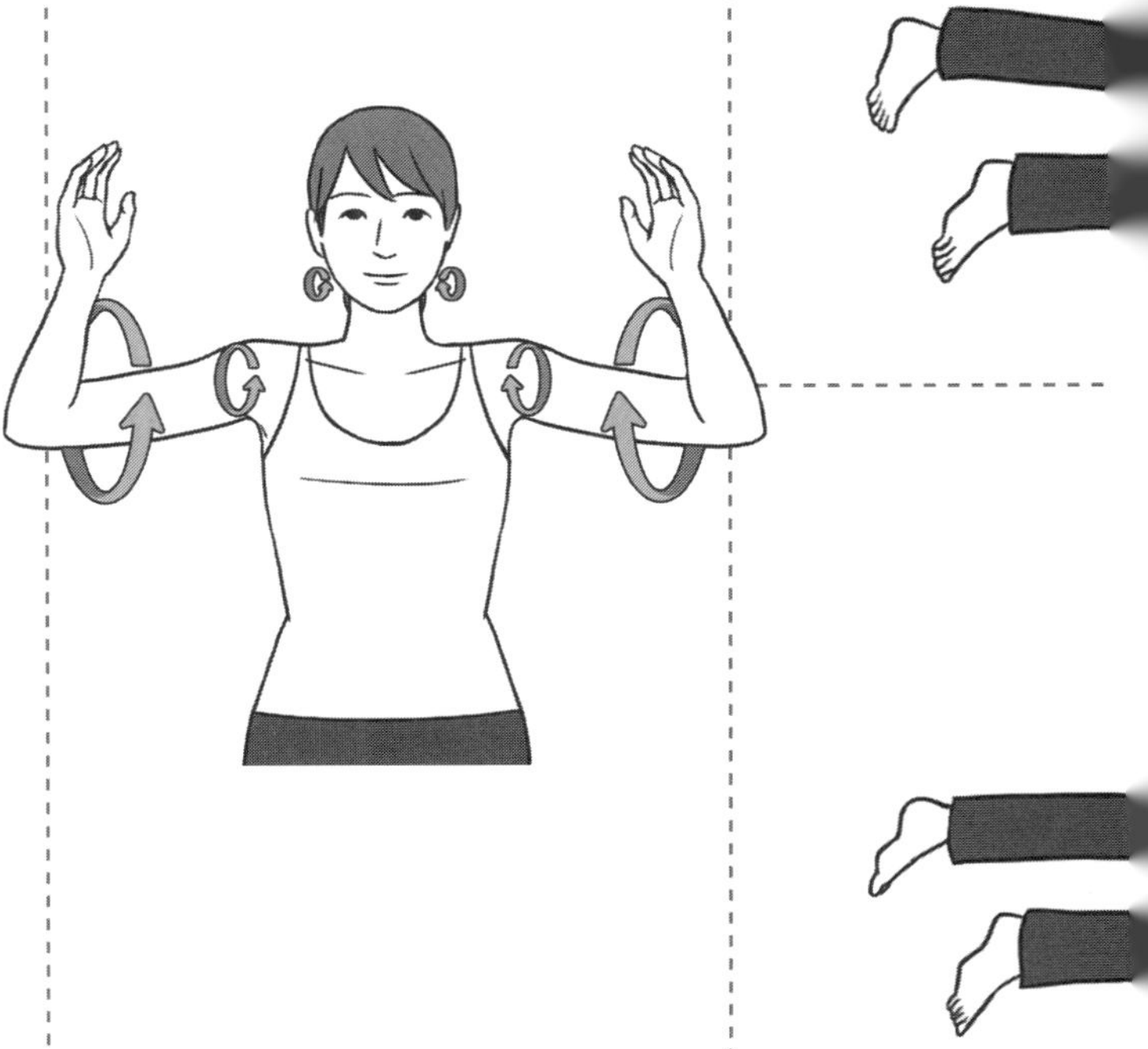

呼吸を意識「する人」と「しない人」の差は？

この本のなかでも、とくに「筋ゆる」などのポーズを紹介する部分には「息を吸う」「息を吐く」といった言葉が頻繁に出てきます。言うまでもなく、これが呼吸ですね。

さて、呼吸法には大まかに分けて4種類の方法があります。

「筋ゆる」などで最大の効果を得るためには呼吸法も大きなポイントとなります。4つの呼吸法の違いを頭のなかに入れておいてもらえたらと思います。

どんな呼吸法でもかまいません。意識して呼吸をすることが大切です。

◎胸式呼吸

読んで字のごとく胸で吸う呼吸法です。胸をふくらませて息を吸い込みますから、吸ったときにお腹がへこみ、吐くときにお腹がふくらみます。

一般的な胸式呼吸だと、どうしても呼気が速くなってしまうため交感神経優位になってしまいます。胸式呼吸ではゆっくりと息を吐くことが大切です。

◎腹式呼吸

お腹をふくらませたときに吸い、へこませたときに吐く呼吸法です。

この呼吸法だと、ゆっくりと息を吐くため副交感神経優位になりやすく、健康に良いとされている呼吸法ですが、胸郭《きょうかく》を使わないので非常にもったいない呼吸法です。

◎胸腹式呼吸

胸式呼吸と腹式呼吸のいいとこどりをしたような呼吸法です。

胸に空気を入れ、胸をふくらませたままお腹から吐き出します。これを繰り返すと胸がどんどんふくらんでいきます。「筋ゆる」に適した呼吸法です。

◎横隔膜呼吸《おうかくまく》

やや難易度が増しますが、「筋ゆる」にとって理想的ともいえる呼吸法です。

そもそも横隔膜とは、胸（胸腔《きょうくう》）とお腹（腹腔《ふくくう》）を区切る膜状の筋肉のことですが、この横隔膜は呼吸をするためにだけ存在しているといってもいい筋肉です。

空気を吸うときにお腹も横隔膜もふくらませば、筋肉もリラックスしてくれます。

横隔膜呼吸をするだけでも、「筋ゆる」の効果があるといっていいくらいです。

「20グラムの力」で効果を最大に得る

本文中には「ごく軽い力で」「軽く軽く」といった言い方が、何度となく出てきます。

この「ごく軽い力」を具体的にいうと約20グラムとなります。

20グラムという重さがどれほど軽いものなのか（ちょっとヘンな表現ですね）、一度体感しておくことをおすすめしたいと思います。

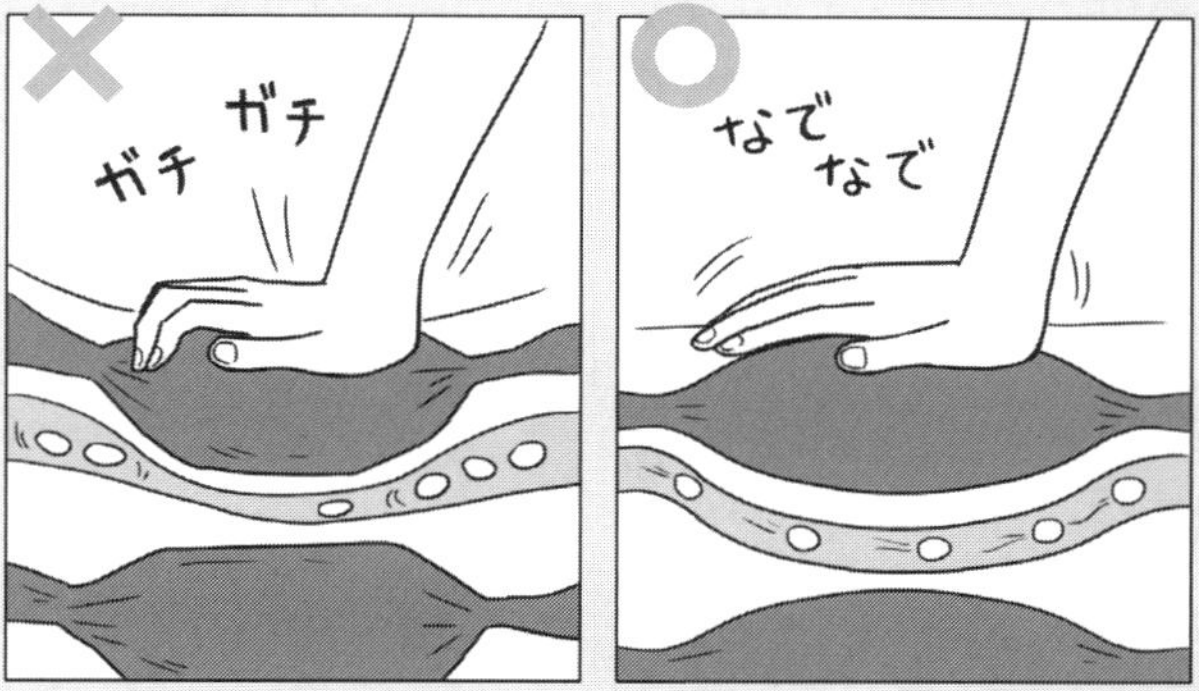

弱い力でなでることでリンパは流れやすくなる

塩なら大さじ1杯と少々、砂糖なら大さじ2杯と少々が、だいたい20グラムですが、体感するには料理用のデジタル式スケールにでも指をちょこんと載せてみるのがいいでしょう。

自分では「軽い力」のつもりでも、すぐに80グラムや100グラムになってしまうものです。

「筋ゆる」の効果を得るためには「ごく軽い力」が必要です。それを身体に覚え込んでもらうために「20グラムの体感」をおすすめします。

自分の「こり具合」をチェックしてみよう

肩なら、手を挙げてみる。どこまで上がるか。首なら、どこまで倒れるか、どこまで向けるか。あまりいかないなと感じたら、筋肉がこっている、つまり筋肉が硬くなっている証拠です。

腰なら、前屈、後屈をしたときに、どのくらい痛むかがポイントになります。自分のこり具合を頭に入れたうえで、この章で紹介したメソッドを組み合わせて、ご自身で調整してください。

なお、特定のスポーツ選手でもないかぎり、身体の硬い・柔らかいは気にする必要はないでしょう。驚かれるかもしれませんが、身体が柔らかくても、ヨガの先生やバレーダンサー、体操の選手にも腰痛の人は多いのです。

身体が柔らかいのと、筋肉が軟らかいのとは別ものです。

第3章

カラダのこと、これさえ知っていれば完璧

人体は「筒構造」でできている

私は、建築物が大好きです。

大好きが高じて、自分の家も自分で設計してしまいました。自分で言うのも何ですが、理想的な空間の家だと思っています。建築で最も大切なのは壁でも柱でもなく、**空間**なのです。

歯科医としてヒトの身体にかかわり続けていることと、建築物の構造という部分には、自分のなかではどこか相関関係があるのかもしれませんね。

さて、この章ではまず、ヒトの身体を建築物（工法）にたとえて、その特徴をわかりやすく説明することからはじめたいと思います。

建築様式には、何種類かの工法があります。

一般的な木造住宅などの、柱で立つ軸組工法。輸入住宅などで見られる壁や天井が箱構造のツーバイフォー（2×4）工法。テントやドームなどの膜の張力と柱に当たる圧縮部材を組み合わせた膜工法といったところが代表的なものといっていいでしょう。

さて、人間の身体はどのようにして立っているのでしょうか。

カイロプラクティックでは、人間の身体も柱で立つという考え方をします。オステオパシー（医療からうまれた手技療法）では、筋膜や皮膚の張力で立つという膜工法の考えを取り入れています。

そして私たちは、**人間の身体はツーバイフォー工法に似た筒構造からなる**と考えています。

ツーバイフォー工法は、枠組壁工法とも呼ばれるもので、木材の枠組みに構造用合板を打ちつけた箱状の壁と床で支える構造形式です。

要するに柱がない構造で、マッチ箱が組み合わさった形を想像してもらうと、理解しやすいかもしれません。

人間の身体はツーバイフォーに似た筒構造からなる――。私たちがそう考える根拠については、次の項目でお話ししましょう。

背骨や筋膜の矯正を習慣にしてはいけない

ヒトの身体はツーバイフォーに似た構造でできています。

繰り返しますが、壁や床、天井にマッチ箱のような薄い箱を組み合わせて大きな箱をつくっているのがツーバイフォー工法です。

同じようにヒトの身体は、筋肉の細胞が筒の束となり、それがまた筋肉の束となり、さらに大きな筋肉の束の筒となり、そしてさらに胴体という筒状の構造体になっているのです。

つまり、**ヒトは決して背骨で立っているわけではないのです。**

ところが世間では、カイロプラクティックの専門家も含めて多くの人が、ヒトの身体は柱構造だと思い込んでいます。要するに背骨が柱の役割をして全体を支えていると見ているのです。

だからこそ、腰が痛いとなると、「背骨が曲がっているから矯正しましょう」とか、「筋膜が歪《ゆが》んでいるから、筋膜リリースをしましょう」などといって、背骨を矯正しようとしたり、筋膜を矯正しようとするのです。

しかし、すでにお話ししたように、身体の痛みは、内臓の痛みを含めて、その大半は筋肉が硬くなることから起こります。

だから揉《も》もうが叩こうが痛みは消えません。

弱っている体をいじめても、痛みが増すことはあっても、解消されることはないのです。

「あなたの痛みを消します」などと謳《うた》っている多くの専門家は、方法論そのものが間違っているのです。意地悪な見方をすれば、だからこそ痛みが消えない人が後を絶たず、商売は繁盛と相成るわけです。

そのおおもとともいうべきが、ヒトの身体はツーバイフォー工法に似た筒構造でできているのに、柱構造や膜構造だと思い込んでいる勘違いからはじまっているというわけです。

すべての生き物が「横の軸」しかない

ヒトの身体は筒構造になっているというと、驚かれるでしょうか？

どうやら、ヒトばかりでなくすべての生物は、1億年以上前の大昔に一本の筒として誕生したようなのです。

原始生物にはやがて口ができ、消化器官が生まれました。進化の過程で口から物を食べるようになり、お尻から排泄物を出すようになったのです。つまり、のっぺらぼうの筒に口やお尻がつき、この2つを結ぶように一本の管が通ったというわけです。

その過程で、生物には触覚ができて、それがやがて目に変わり、脳が生まれ、内臓、筋肉などがつくられ、何度となく進化を繰り返すなかで、いまの人間が誕生したのです。

もとをただせば、**ヒトの身体は一本の筒なのです。**

ヒトの身体をリフレッシュしたり正したりするときは、このことを頭に置いて対処しなければなりません。

ここがわかっていないから、身体の痛みを叩いたり揉んだりして解消しようなどという、間違った対処法がはびこってしまうのです。

筒を叩いたらつぶれてしまいますよね？　つぶれたら、治るものも治りません。

さらに言えば、ヒトの身体には「縦の軸」というものがありません。

「背骨は軸ではないのですか？」という声が聞こえてきそうですが、答えは「NO」。

「背骨は筒の一部であり、軸ではありません」となります。


そうです、ヒトの身体には「横の軸」しかないのです。

右耳と左耳の間に物干し竿《ざお》が通っていて、その竿に洗濯物のように骨や筋肉がぶら下がっている――。そんな姿をイメージしてもらったほうが、正しいヒトの形に近いのです。

そして、筒のなかは空洞であり、なにも存在しません。


自分の身体のことを知るうえでも、また、痛みを解消させたり予防するうえでも、**筒のなかは空洞、すなわち「腔《くう》」であると**理解することはとても大切です。

「腔」であるとはどういうことか？　それについては147ページ以降でくわしくお伝えしますが、その前にヒトの身体の筒構造について、もう少し深く知っていただく必要があります。

あなたの首は毎日、大玉スイカを支えている

ツーバイフォー工法の住宅は、とても頑強な造りになっています。在来工法の家は柱が一本倒れるとひとたまりもありませんが、マッチ箱が組み合わさったような形のツーバイフォー工法の建物は、お互いにバランスを取り合っているような形なので、ちょっとやそっとでは壊れたりしません。

ヒトの身体はツーバイフォーより強い筒構造です。この筒というのが、もっとも頑強なものなのです。

筒状がいかに強いか。

スチールの空き缶は、体重60キロの私が乗ってもびくともしません。

試しにやってみてください。いかがですか？　そう簡単にはつぶれないはずです。円筒形というのは、べつだん鍛えなくても、そもそもが強いものなのです。ところが、圧力の加え方を均等ではなく、一点に集中させると、いともあっさりペシャリとつぶれてしまいます。要するに**円筒形はバランスを崩した攻撃には弱いのです。**

円筒形のこの弱点こそがヒトの痛みの元凶なのです、と言ったら、あなたはびっくりされるでしょうか？

ヒトの身体の構成をごく簡単にいってしまうと、円筒形の上に頭が乗っかっているようなものなのです。

ヒトの頭は6キログラムくらいの重さがあります。

6キログラムといえば、大玉スイカの重量に相当します。体重の1割程度も頭が占めているのです。

といっても単に乗っかっているわけではなく、頭は首の骨と筋肉によって支えられています。

もう一度、先ほどのスチールの空き缶を思い出してください。60キロの重さにもゆうゆう耐えていた空き缶ですが、バランスの崩れた攻めには弱く、圧力が均等ではなくどこか一点に集中した場合には、10分の1の6キロでも、簡単につぶれてしまうのです。

つぶれてしまったスチールの空き缶を思い浮かべてください。

じつはこれこそが、身体の痛みに悩まされている人間の姿そのものなのです。

猫背になると疲れやすいのはなぜ？

ここで、もう少しくわしくヒトの身体の構造について確認しておきましょう。

137ページの図をご覧ください。

ヒトの身体の上半身には、前面に頸筋《けいきん》（広頸筋《こうけいきん》、前頸筋《ぜんけいきん》など）、大胸筋《だいきょうきん》など、後面に僧帽筋《そうぼうきん》、広背筋《こうはいきん》などの筋肉があります。

このうち、重たい頭を支えているのが首全体のコップ状の筒です。

コップの形が崩れてしまうと、首の骨と首の後ろの筋肉が緊張して、一生懸命支えようとします。

すると、首の前にある前頸筋と首の後ろにある僧帽筋が引っ張り合いを起こし、重力も手伝い、首が前方に倒れがちになるので、**頭を支えるはずの筋肉が頑張れば頑張るほど引っ張り合いを起こし、緊張し疲労してしまうのです。**

ヒトは筒構造のおかげでまっすぐに立っていられるわけですが、次ページの図をみればわかるように前頸筋は身体の前面にあります。

前頸筋が頑張れば頑張るほど頭は前のほうに引っ張られてしまいます。すると、身体のほかの部分はどうなるのでしょうか？

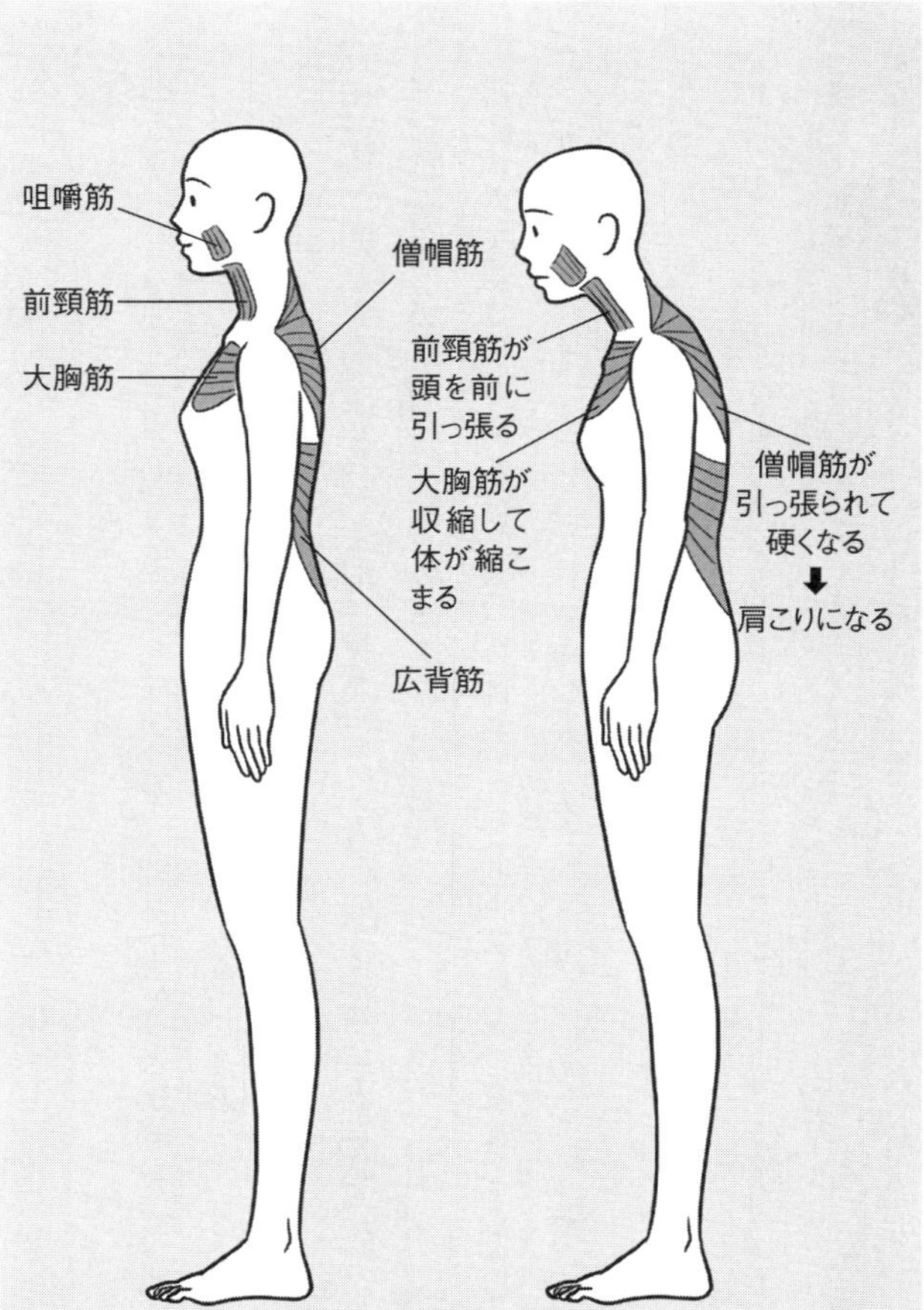
咀嚼筋
前頸筋
大胸筋
僧帽筋
広背筋
前頸筋が
頭を前に
引っ張る
大胸筋が
収縮して
体が縮こ
まる
僧帽筋が
引っ張られて
硬くなる
↓
肩こりになる

まず全体としては、首が前方に倒れがちになるので、どうしても前屈みの姿勢になります。

それが極端になると、猫背になってしまいます。**猫背になると胸郭《きょうかく》がつぶれます。**

そうなると、頭の重みで首の周りの前後左右の筋肉が収縮し、頸椎《けいつい》にもズレが起こり、身体に不調をきたします。

背中側の僧帽筋が引っ張られます。見た目でいうと肩が内側に巻き込まれた形になり、猫背がますます高じてしまいます。

身体の内部では間質《かんしつ》リンパ（体液）の流れが悪化し、老廃物がたまり、筋肉は緊張状態になります。そうなると筋肉のなかの圧力が高まり、肩に痛みや張りがあらわれ、悪循環に陥ります。

第1章では、肩などの痛みは筋肉が硬くなって生じるとごく簡単に説明しましたが、細かくいうとこのようなことになります。

では、肩のこりや張りをやわらげるには、どうしたらいいのでしょうか？

疲れが取れないのは「僧帽筋」を知らないからだ

第2章では、筋肉をゆるめて肩こりを解消するケア方法をいくつか紹介しました。まさに効果的な対症療法だと思いますが、ここからはさらに根本的に、肩こり自体を起こさない身体をつくる方法を考えてみましょう。

そもそも筋肉というのは、ストローの束のような形状ですが、その両端は必ず他の筋肉か骨とつながっています。

僧帽筋など伸筋《しんきん》は、その部位によって、屈筋とペアとなって、咬筋《こうきん》、前頸筋、大胸筋、広背筋と影響しあっています。

それぞれの筋肉が疲労して収縮すると、全体が引っ張り合いになり、僧帽筋は本来頭を支えるための強い筋肉に引っ張られて、緊張しまくり、ガチガチといっていいほどに硬くなってしまうのです。

かといって僧帽筋にダイレクトに働きかけても問題が解決しないことはおわかりだと思います。

ポイントは周辺にあります。**僧帽筋と拮抗《きっこう》している大胸筋、頸筋も含めて、本来の柔軟性とポジションを取り戻してあげないと、筋肉は持って生まれた能力を発揮できない**のです。

では、筋肉に本来の能力を出してもらうためには、身体をどう整えていけばいいのでしょうか？

その答えをお教えする前に、ガチガチに硬くなってしまった筋肉にはどんな弊害があるのかについておさらいしておきましょう。

「間質リンパ」が流れやすい筋肉、流れにくい筋肉

硬くなってしまった筋肉の問題点。それは身体のなかで「水」が流れなくなることです。

第1章でお話ししたように、ヒトの体内には血管とリンパ管が張り巡らされていて、水を運んでいます。同様に血管とリンパ管の間、細胞と細胞の間にも体液が循環しています。これが間質リンパです。

元気な筋肉は、収縮と弛緩《しかん》を繰り返すことでポンプの役割を果たしています。筋肉のこの働きにより、体内には栄養素や酸素が入り、また不要な老廃物を追い出しているのです。

といってもこれは、軟らかい筋肉が本来の能力を発揮しているときのケース。筋

肉が疲労して硬くなってしまった場合はどうなるのでしょうか？

おしぼりを例に説明させてください。

喫茶店などで出されるおしぼりを、力一杯絞《しぼ》るとどうなると思いますか？

はい、おしぼりに残されていた水分が出てきますね。

水分を吸い取られた硬いおしぼりをねじったまま水に浸けても、ねじったままでは水分を吸収してくれません。

いっぽう、絞り上げずにねじれを解いて水に浸けると、おしぼりはどうなるでしょうか？

もうおわかりですね。

絞り上げたおしぼりは周囲から引っ張りまくられて疲れ切った筋肉、水をたっぷりと吸うおしぼりは本来のパワフルな筋肉に該当します。

要するに**硬く疲弊した筋肉は、間質リンパを必要に応じて吸収することができな**

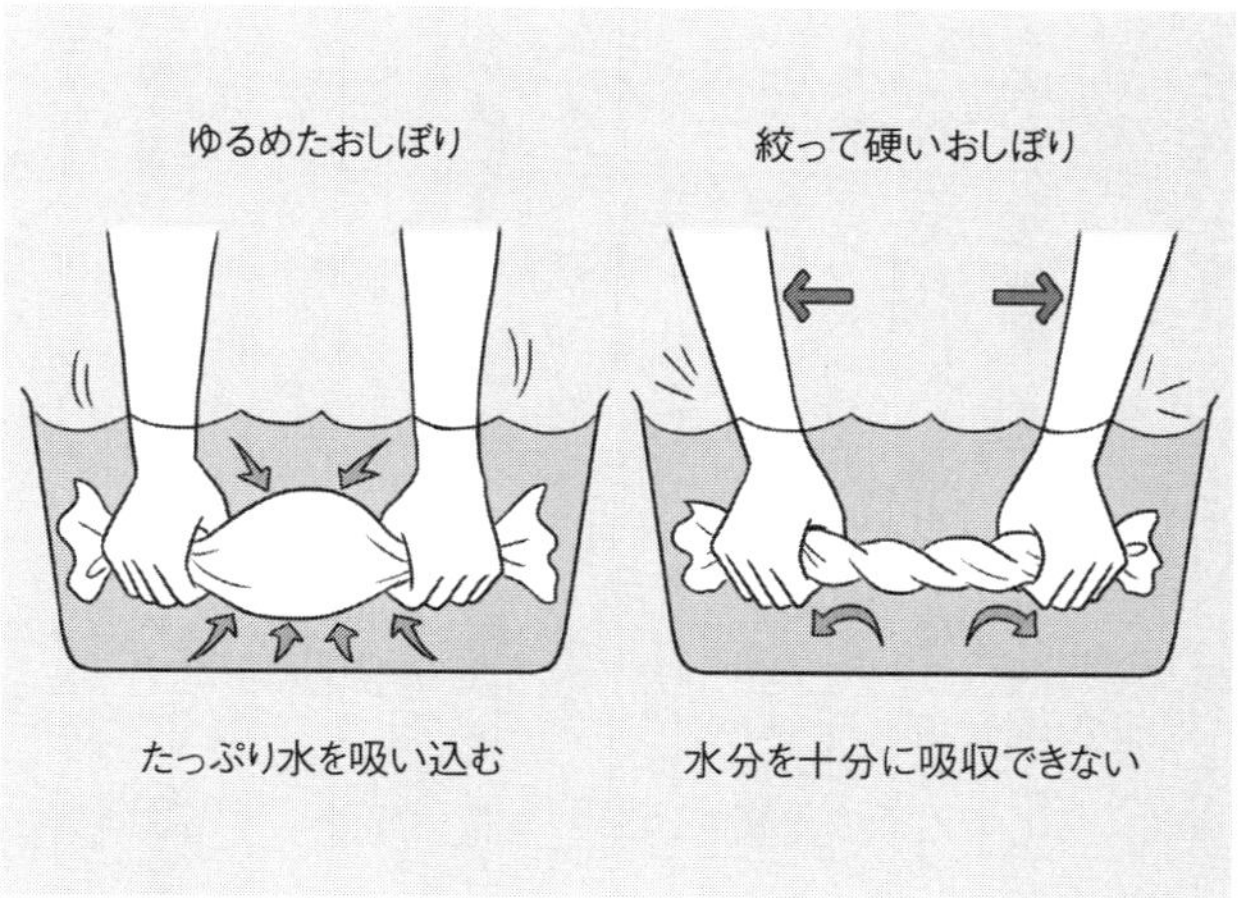

いのです。

このことからも、痛みのある部分に局所的に対処しても、根本的な解決にならないことがおわかりいただけるかと思います。

もちろん、「筋《きん》ゆる」は即効性のある素晴らしいメソッドだと自負していますけど、「筋ゆる」の効果をさらに上げるためにも、身体全体を整えていく必要があるのです。

話はここで、ヒトの身体が筒構造であることに戻ります。

「空間を広げる」ことからはじめよう

この章のはじめのほうで、「ヒトの身体は筒構造になっている」とお話ししました。その筒を強いものにするためには、筒のなかの空間を広くしてあげることが必須となります。

たとえば、1畳ほどの狭い空間に閉じ込められた人間は、身も心も萎縮《いしゅく》してしまうでしょう。筋肉も同様で、**狭い空間では縮こまって硬くなってしまう**のです。

空間では、右耳と左耳の間にある横軸から筋肉がぶら下がっています。その筋肉が「筋ゆる」よろしくゆったり生きるには、広い空間が必要なのです。

広い空間がないと、筋肉は収縮してしまいます。

では、空間を広げるためには、どうすればいいのでしょうか?

各論的には第2章で紹介したケアである「耳たぶ回し」が役立ちます。精神的には何もしないことです。もう少し掘り下げて言えば、禅問答のようになってしまいますが、空間を大事にすることです。

ここで知ってほしいのは、**ヒトは空洞が広ければ、構造自体がとても強くなる**ということです。身体が鍛えられているから強いのではありません。ヒトも建物も同じことですが、柱が太いから強いわけではありません。壁が強固だから強いわけでもありません。中空がいちばん強いのです。構造体のバランスがいいというのが、とても大切な強さなのです。

筋肉をつけるほど「息苦しくなる」

空間というのは、じつは日本人が昔からとても大切にしてきたものなのです。

私の実家には、床の間がある6畳と仏間がある8畳があります。家を建てたとき、使わないのになんて無駄な空間なんだと思いました。

ところがいまは、その素晴らしさと美しさに感心してしまいます。

押し入れのなかには座布団とお客様用の布団が入っています。床の間には、空間だらけの掛け軸と、空間だらけの一輪挿し。なにも無駄なものは置かない、空間を大切にする。これが日本人の美学なのです。

6畳の部屋は、お客様が来たときもくつろいでいただけるし、寝るのにも十分な広さです。2つの部屋を使えば10人以上がくつろぐことも、無理をすれば10人が泊まることも可能です。

これを洋風の客間にしたら、いくら部屋があっても足りません。6畳の部屋にベッドを置き、ソファーを置いたら、空間はモノで溢れ、人間がいる余裕はなくなってしまうのです。

6畳の部屋、いえ4畳半の部屋ですら、目一杯使えば、そのスペースは、飛行機のファーストクラスよりずっと広いのです。

日本人は家においても、その生活においても、整えることを大切にしてきました。無駄なものは削ぎ落として、家においてはその空間を整え安定させてきたのです。

筋肉をつけるということは、壁を厚くし、柱を太くし、部屋を狭くしているようなものなのです。狭い部屋にいれば気持ちは萎縮し、呼吸も苦しくなります。

逆に言えば、筋肉を軟らかくして円筒をふくらませてあげれば、快適に暮らせるということです。

健康は「腔の状態」で決まる

ヒトの身体をもう少し細かくみてみましょう。

この章ではおもに身体のなかに空間をつくること、そしてその空間を広げる大切さをお話ししてきました。大事なことなので繰り返しますが、なぜ空間を広げる必要があるかというと、**空間が広ければ広いほど、円筒状であるヒトの身体が安定するから**です。

「安定する」という言葉のなかには、身体の筋肉的な痛みが消えるという意味も含まれています。

さて、身体のなかの空間＝空洞は「腔《くう》」と呼ばれています。この「腔」には、身体を立体的にしてバランスをとる役割があります。

つぶれてしまった空き缶も、ていねいに伸ばしてあげれば、また立つようになります。これが「腔」を広げるということですが、「腔」を広げるこの作業を、私は「**腔を立てる**」と呼んでいます。

要するに私たちがやっていること、私たちがおすすめしているケアは、あなたが力を獲得するためのものではありません。人間がそもそも備えている能力を発揮できるように、心と身体を整えるお手伝いをしているにすぎません。

ヒトには欠けているものなんて、なにひとつありません。すでにあるものだけで十分です。そもそもヒトは、ツーバイフォーよりも強固な筒状構造の身体を持っているのですから。

身体のなかに「腔」があるという考え方は、日本古来の風習や生きる姿勢にも連動しているように思います。

茶道、華道、書道、武道など日本に古くからある伝統的な〝道〟は、技術をみがく前段階として自分を整えることに重きを置いています。言葉を換えるなら、物質ではなく空間を大切にしていきましょう、ということでもあります。

私たちがいう「腔」も同様です。**筋肉が大切なのではなく、建物が大切なのではなく、私たちの空洞、部屋の空間が大切**だという考え方です。

筋肉だ物質だと局所をみるのではなく、全体を包括しながらみていきましょうということです。

全体をみながら局所をみれば、全体が整えやすくなります。全体が整えば、局所も整えやすくなるのは言うまでもないでしょう。

考えるべきは、3つの腔を整えること

解剖学的にいうと、ヒトの身体には3つの「腔」があります。

次ページの図をみればわかるように身体の上部から腹部にかけて「腔」が3つ並んでいます。こうしてみると、ヒトの身体が空洞だらけだと実感できるでしょう。

上から順番に説明していきましょう。

①口腔《こうくう》

「口腔外科」などの言葉でおなじみかもしれませんね。「口腔」とは一般的には口のなかだけを指しますが、ここでは口中から首までの空洞のことを言います。

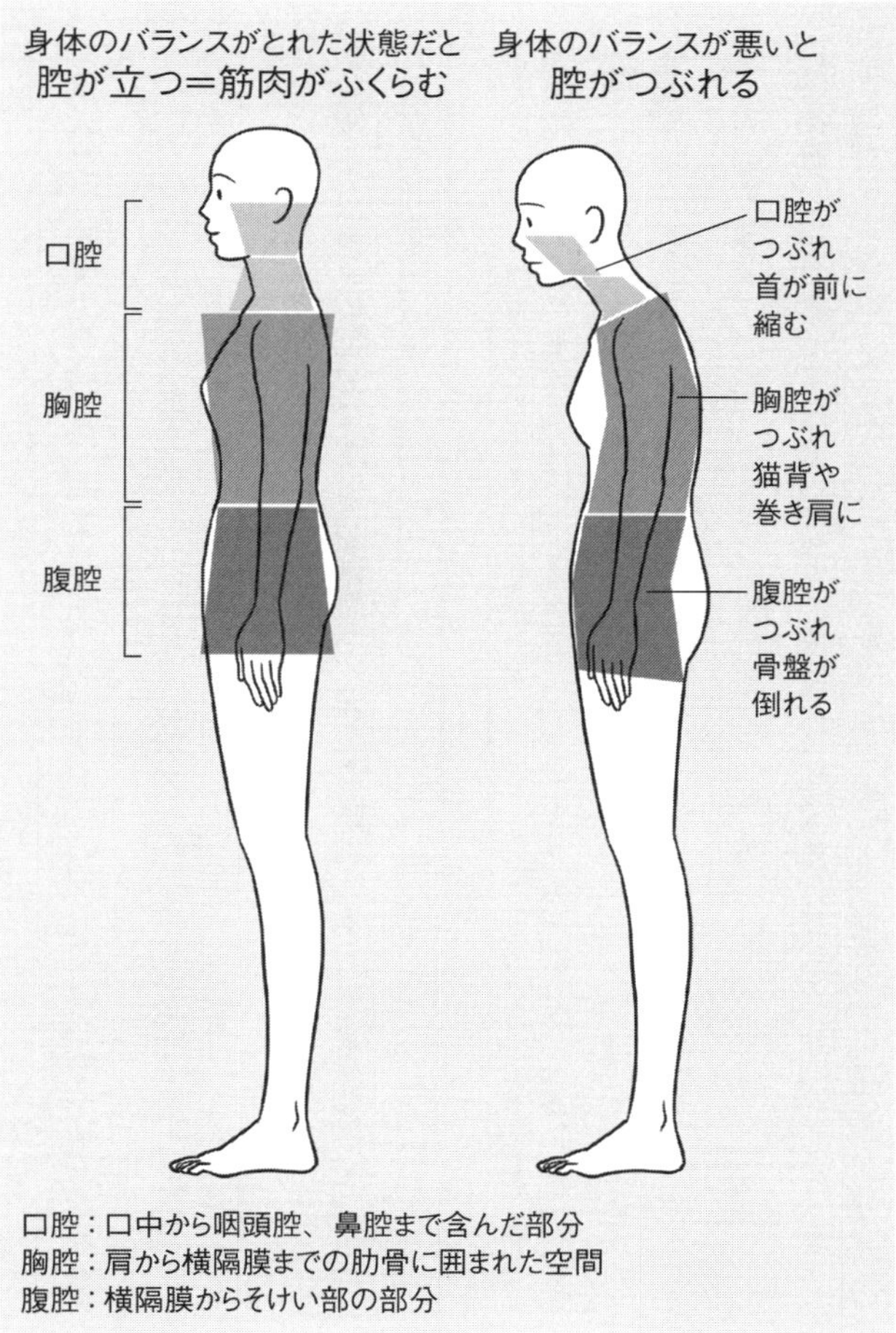
身体のバランスがとれた状態だと
腔が立つ＝筋肉がふくらむ
身体のバランスが悪いと
腔がつぶれる
口腔
胸腔
腹腔
口腔がつぶれ首が前に縮む
胸腔がつぶれ猫背や巻き肩に
腹腔がつぶれ骨盤が倒れる
口腔：口中から咽頭腔、鼻腔まで含んだ部分
胸腔：肩から横隔膜までの肋骨に囲まれた空間
腹腔：横隔膜からそけい部の部分

②胸腔《きょうくう》

肩から横隔膜《おうかくまく》までの肋骨《ろっこつ》に囲まれた空洞です。この部分には心臓や肺もありますが、空気を取り込む肺は、まさしく「空洞」というイメージです。

③腹腔《ふくくう》

横隔膜よりも下の部分です。胃や腸など重要な臓器のある大きな空洞で、下部には骨盤があります。

この3つの「腔」はつながっています。身体のいちばん上部の「腔」である口腔の動きに合わせて、広がったりつぶれたりします。

ですから、身体全体の空洞を広げ、「腔を立てる」ためには、口腔を広げることが基本となります。

口腔の動きに合わせて胸腔も腹腔も広がっていくのです。

この3つの「腔」を広げるためには、第2章で紹介した「耳たぶ回し」をおこなうのが効果的です。

「耳たぶ回し」は、耳たぶを回したり、アゴを動かしたりするケアですが、そうすることで咀嚼筋《そしゃくきん》がゆるんで口が開けやすくなります。

そうすることで新鮮な空気を体内に取り込め、またアゴから首にかけての筋肉がリラックスするので、首のなかの空洞も広がります。

私は自分が歯科医ということもあって、口腔からのアプローチをとくに大事にしています。

口は全身の「腔」の入口です。

「始めよければ終わりよし」ではありませんが、食べ物の入口でもある口をしっかりケアして口腔を広げてあげれば、それがほかの「腔」全体にも伝わり、筒である体内が広がっていくのです。

第4章

毎日、疲れない「立ち方」「座り方」「歩き方」

頑張るよりも、頭を使うほうがいい

たとえば、しばらく乗っていなかった自転車が錆《さ》びついてしまったとき、あなたならどうしますか?

いきなり動かせばいいのかといえば、そんなことはありません。

空気が抜けている、ハンドルが曲がっている、オイルも差していない。こんな自転車をいきなり動かそうとしたら、壊れてしまいます。

身体だって、同じです。動かさないでいて傷んでしまった身体。**大切なのは闇雲に動かすことではなく、整備していくこと**＝身体を整えていくことです。

ところが残念ながら、身体が錆びついてしまったとき、多くの人は一生懸命動かそうとします。過剰に張り切っているせいか、たいていの場合、力を入れすぎてしまうようです。

「一生懸命」というのは、まさに頑張っている感じですよね。「頑張っている私ってエラいでしょう⁉」といった深層心理が見え隠れしていることもあります。

たしかに、一生懸命というのは、やっている当の本人には心地よい響きがあるのかもしれません。

でも、ちょっとキツいことを言わせてもらいますけど、一生懸命って工夫がないんですよね。

努力すれば何とかなるという発想は、頭を使ってなにも考えていないとも言えます。

人生、やはり工夫です。身体は、頭を使って整えましょうよ、というのが私の考え方です。

「見た目がいい」姿勢をやめると急に疲れなくなる

身体を整えるうえで、とくに大事なのが、正しい姿勢をとることです。

正しい姿勢でいれば、「腔《くう》」を広げることもできるし、肩や腰などのこりや痛みに悩まされることもありません。

ただし、私がいう「正しい姿勢」は、世間でいう「良い姿勢」とはいささか異なります。

世間的には、「良い姿勢」というと、「背筋がピンと伸びていること」がまず挙げられるでしょう。

たしかにこの姿勢、見た目は悪くないかもしれません。

でも、医学的には疑問符をつけざるを得ません。

「背筋をピンとさせる」とは、背骨を伸ばすことを意味していますが、そもそも背骨は、身体のなかで柱のようにどっしりしたものではなく、単独で身体を支えているわけでもありません。

力を入れて背骨を伸ばそうとすれば、まわりの筋肉は収縮し、腔がつぶれてしまいます。

じつは世間でいう「良い姿勢」が、身体の痛みやこりを呼んでいるのです。世間の〝常識〟というのは、けっこう怖いものなのですね（笑）。

では、本当の「正しい姿勢」とは、どういうものなのでしょうか？

ここでは「腔」を立てる姿勢とだけ言っておきましょう。具体的には次ページからイラスト入りで説明させてもらいます。

カラダにいい姿勢① 立ち方

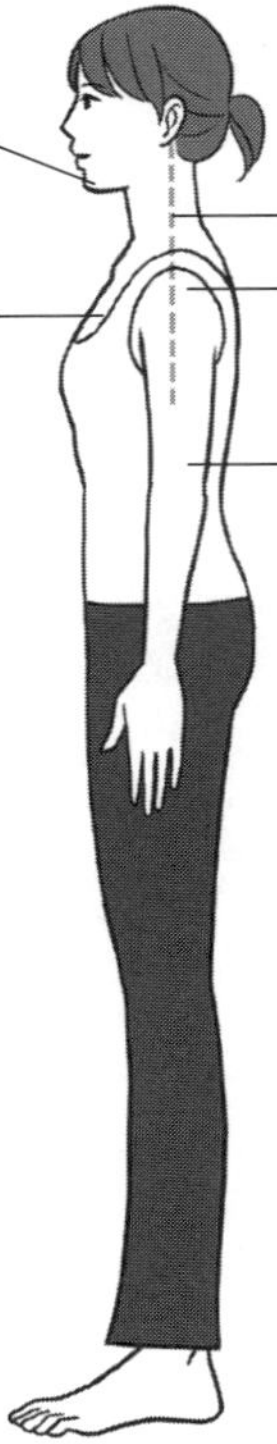
まず円筒を立てる気持ちで、耳から肩にかけて一直線になるイメージで立つ。
アゴは気持ち上向き。
大胸筋が前に張り出さないように力を抜いて、胸に空気を入れて胸郭を立てる。
肩は後ろに反らさずに。
腕は上腕を外側に回転させ、そのあとでヒジから下を内向きにする。

腰から上の胴体では、前側と内側の筋肉（舌骨《ぜっこつ》上《じょう》筋《きん》群、舌骨下《か》筋群、胸《きょう》鎖《さ》乳《にゅう》突《とつ》筋《きん》、大胸筋、大腰筋）を意識する。

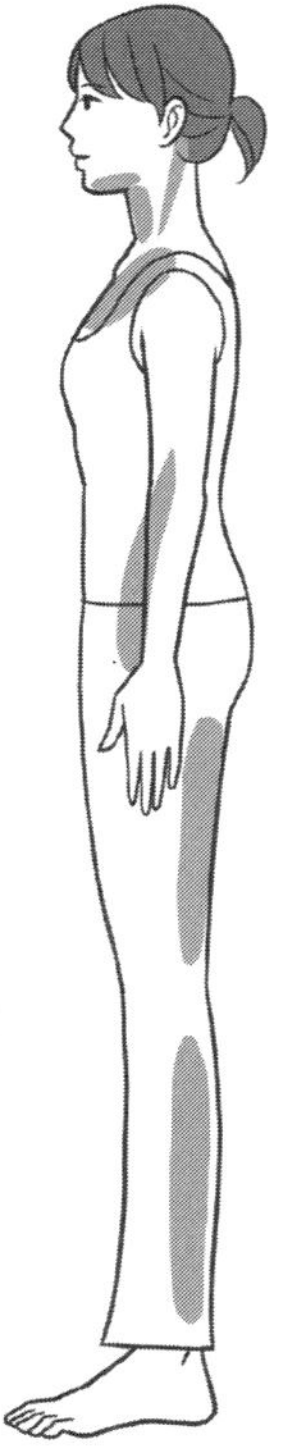

背骨で立とうとせずに、胴体の前壁と側壁で立つイメージで。

下半身では、身体を支えている内側、後側の筋肉（ハムストリングス、腓《ひ》腹《ふく》筋《きん》、ひらめ筋）を意識する。

耳から足の親指までを一直線につなげるイメージで。

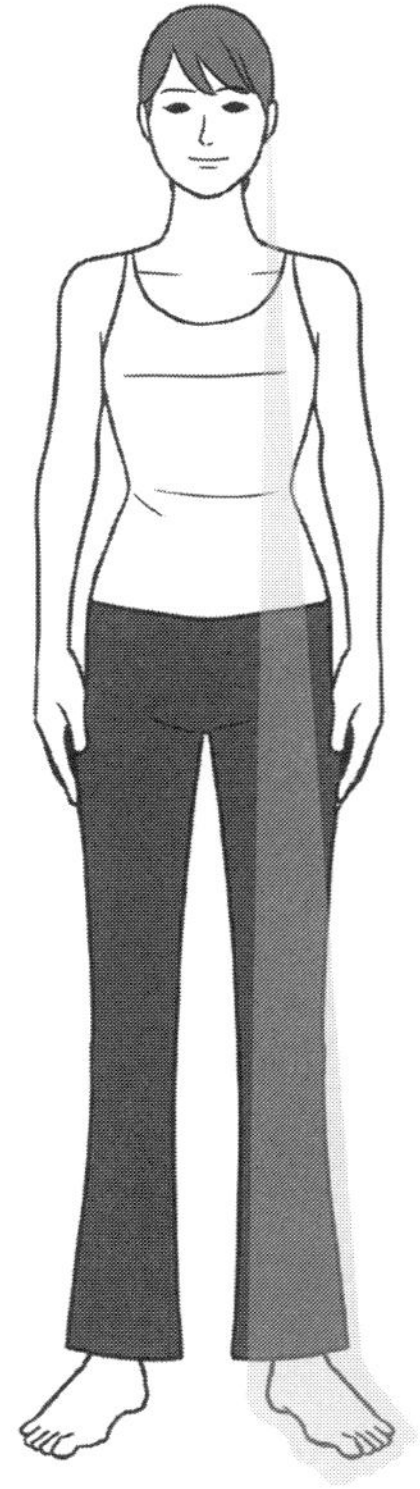

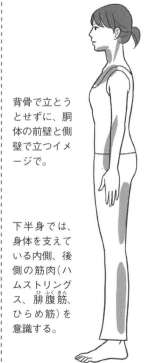

カラダにいい姿勢②　座り方

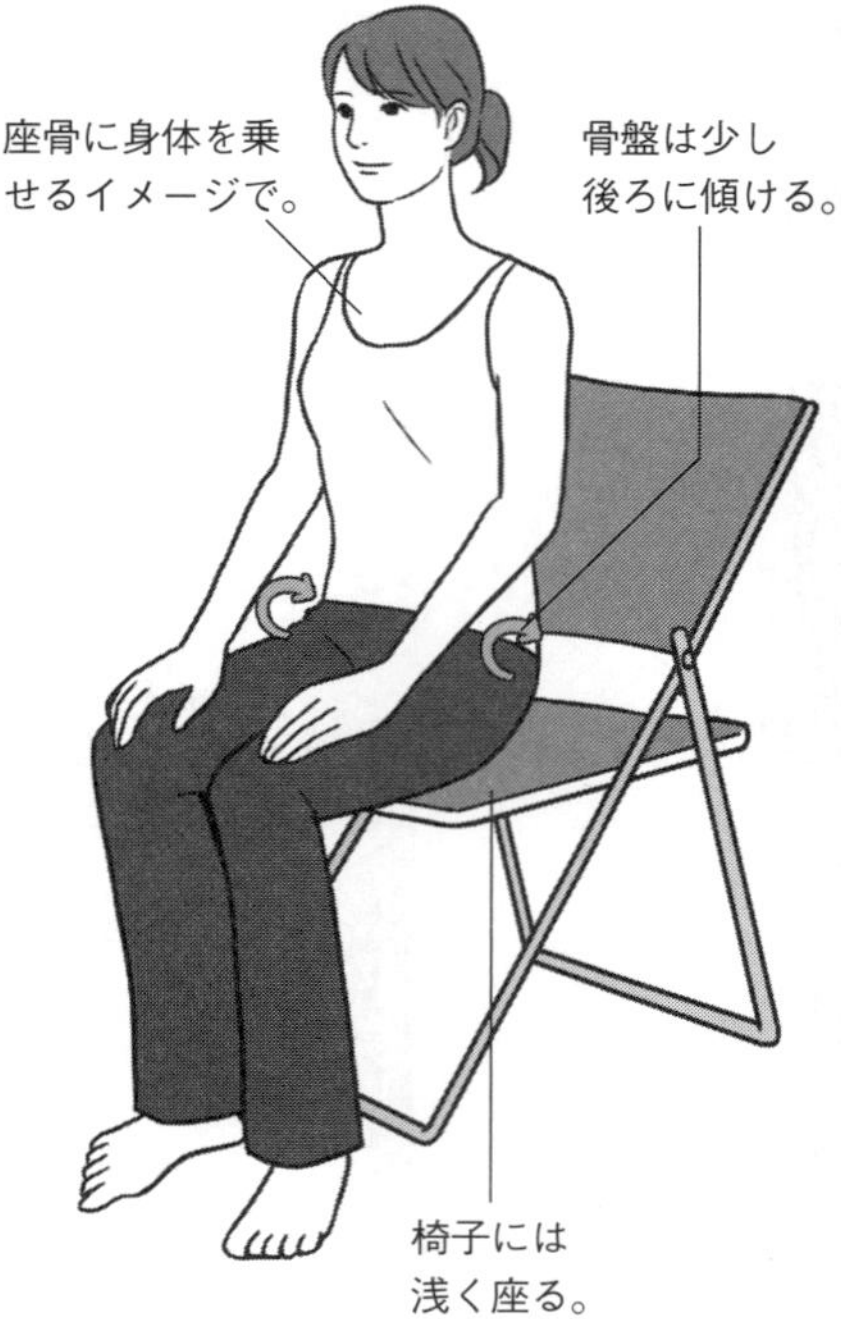
座骨に身体を乗せるイメージで。
骨盤は少し後ろに傾ける。
椅子には浅く座る。

正面からみたときに、身体全体でAの形をつくるイメージで座る。
右耳と左耳を結んだ線がAの形の横線になるように。

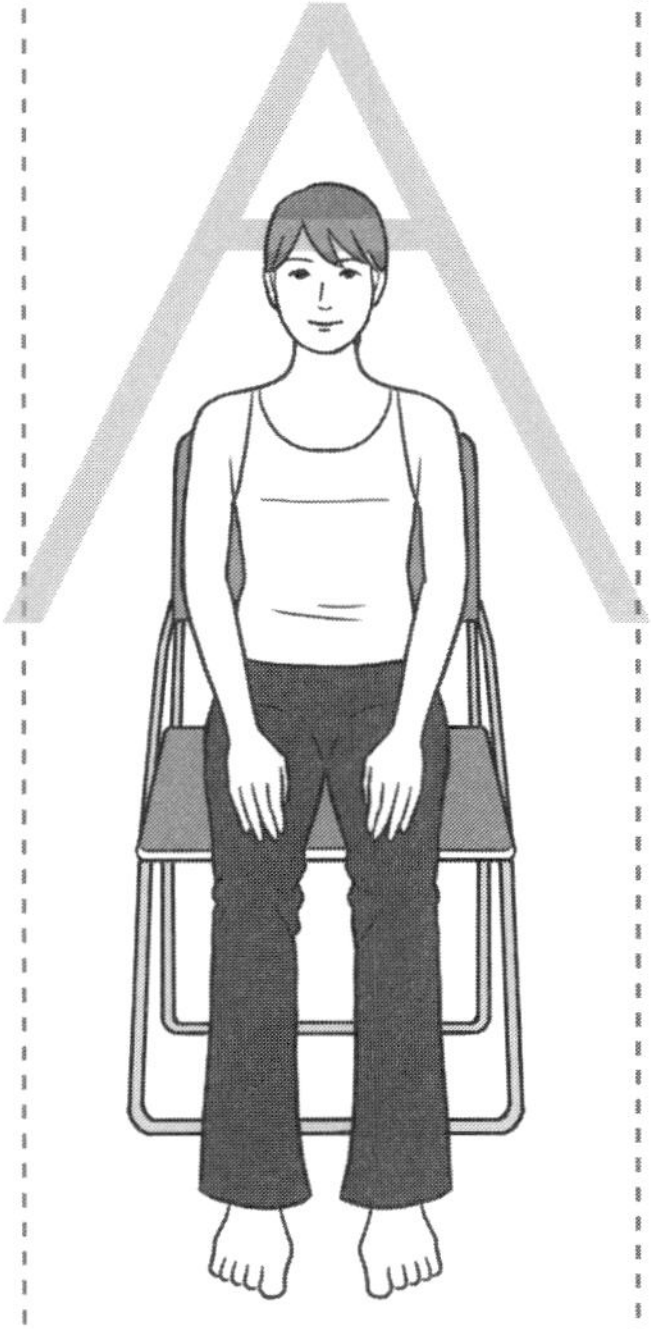

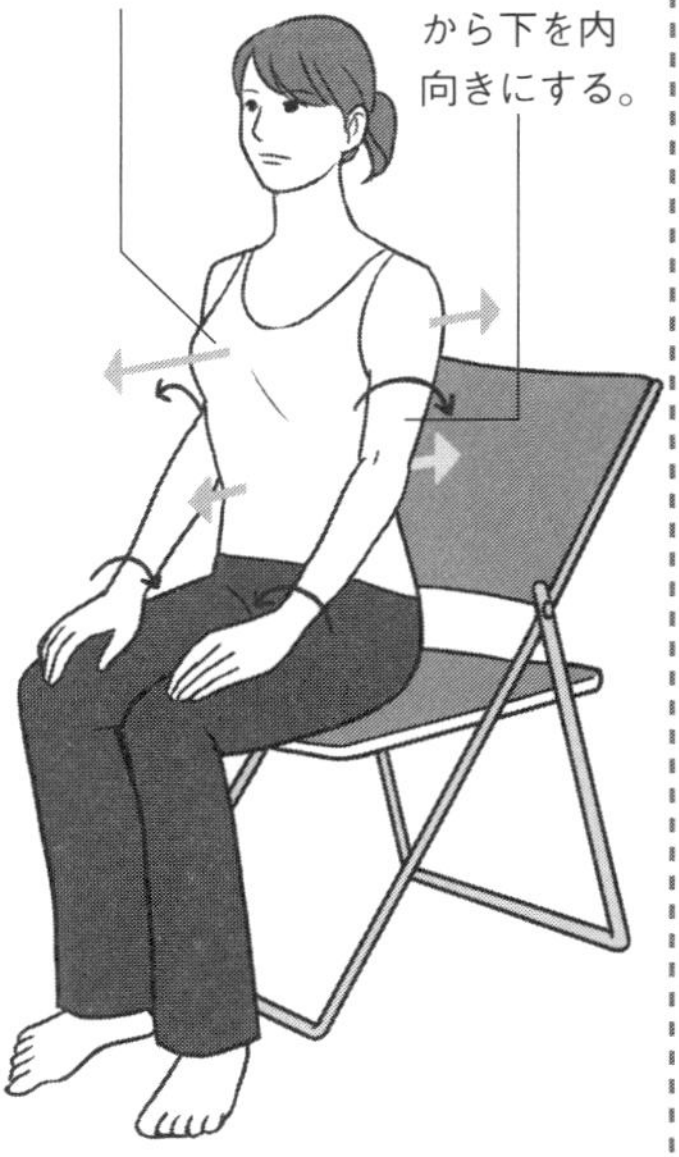
お腹と胸に空気を入れて、「腔」が立つ感じで。
腕は上腕を外側に回転させ、そのあとでヒジから下を内向きにする。

カラダにいい姿勢③ 歩き方

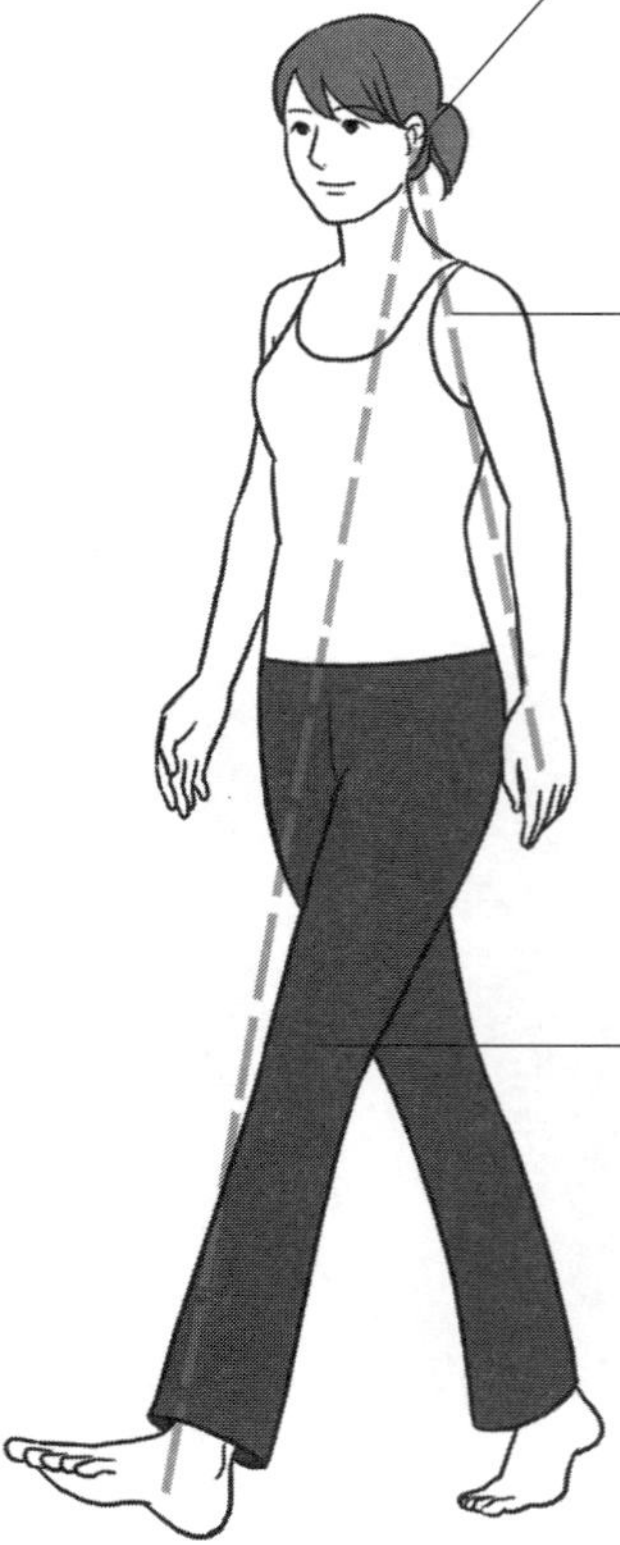
下半身だけで歩こうとせずに、耳から脚を出して歩くのだという気持ちで。
耳・肩・脚が同時に前に出るというイメージで。肩は左右にひねらずに。
ヒザはあまり曲げず、足を高くあげないように。

腰から下をクネクネとひねって歩く「モデル歩き」は、大腰筋が使えないのでNG。外側、後ろ側の伸筋群が緊張し、肩に力が入ってしまい、肩こりを起こすことになります。

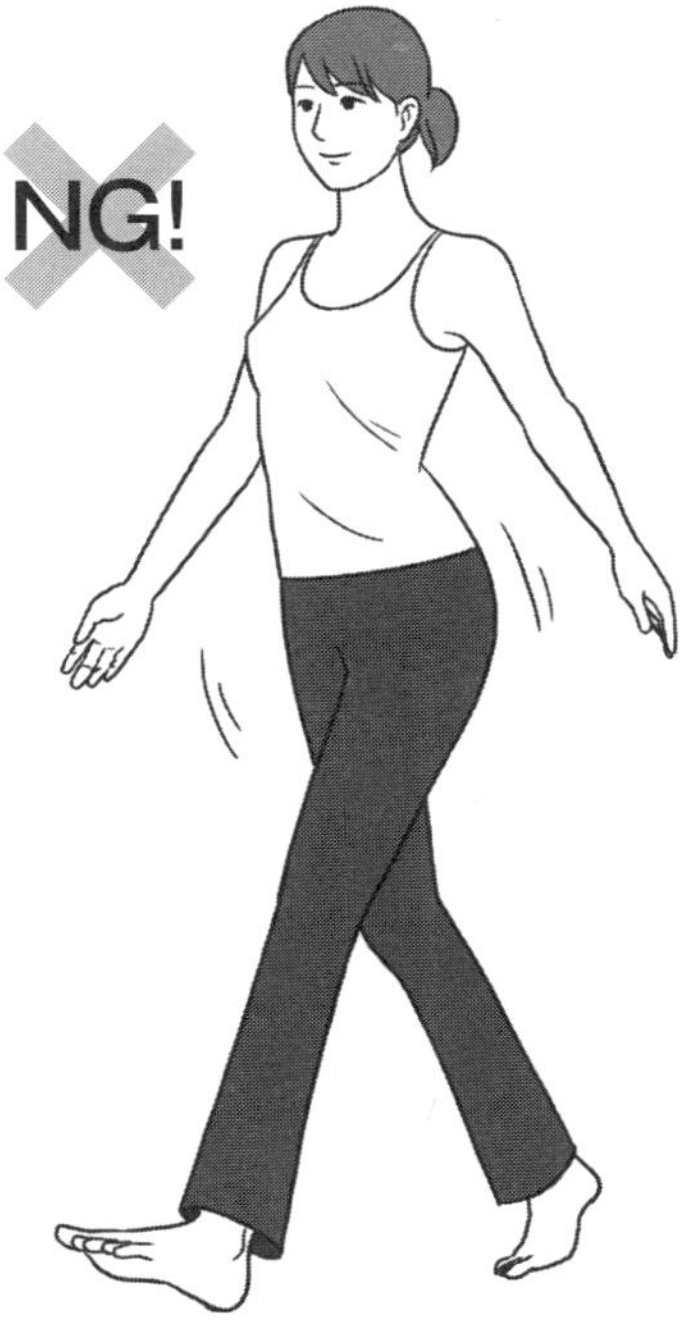

さて、ここからは、
正しい姿勢をつくるための
ケアを紹介していきましょう。

キラキラ
パタパタ体操

（肩こりの緩和、
猫背の矯正など）

【効能】

- 正しい立ち姿勢をつくる
- 肩こりの緩和
- 猫背の矯正
- 呼吸の改善
- 自律神経の安定
- 集中力のアップ

❶脚を肩幅程度に開いて立ち、両腕をナチュラルにおろす。
❷手のひらを「キ」で外側にひねり、「ラ」で元にもどす動きを4回繰り返す。

1

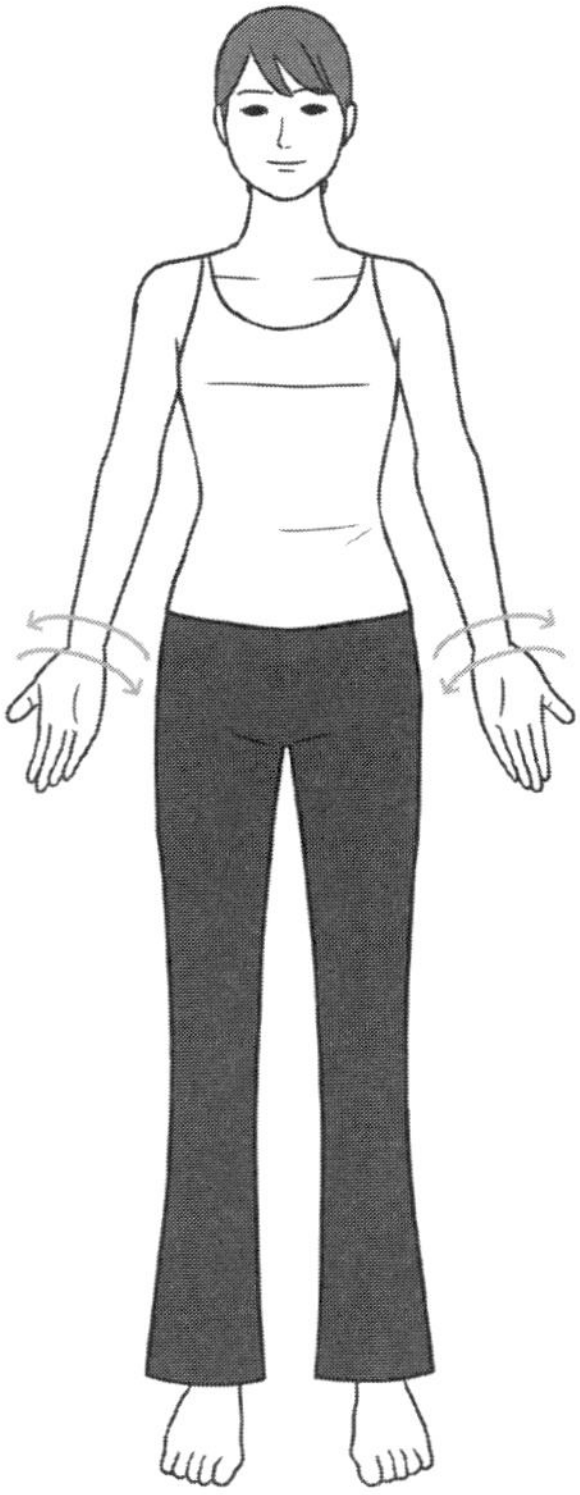

2

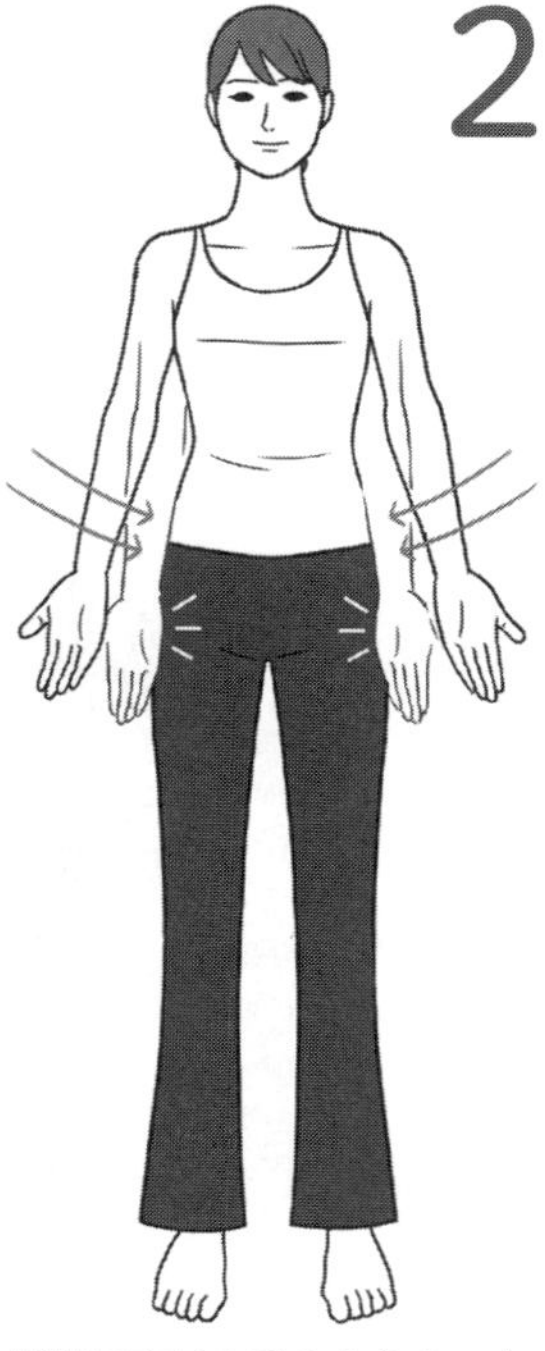

外側に向けた手のひらを、太ももに「パタパタパタパタ」と4回、打ちつける。

3

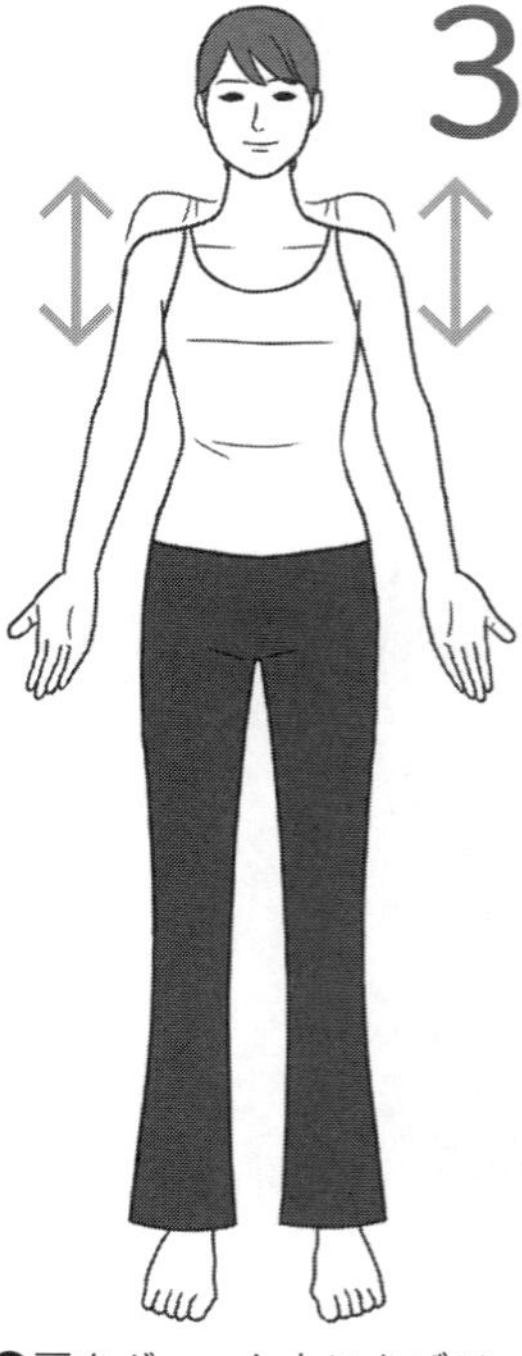

❶肩をグーッと上にあげて、ストンと落とす。
❷これを4回、繰り返す。

4

1～**3**を3セットおこなう。

5

❶手を身体の前に持っていき、回外させる。
❷手のひらを「キ」で外側にひねり、「ラ」で元にもどす動きを４回繰り返す。
❸手にひらをうえに向けたまま、手の側面同士をパタパタと打ちつける動きを４回繰り返す。
❹肩をグーッと上にあげてストンと落とす動きを４回繰り返す。
❺これを３セットおこなう。

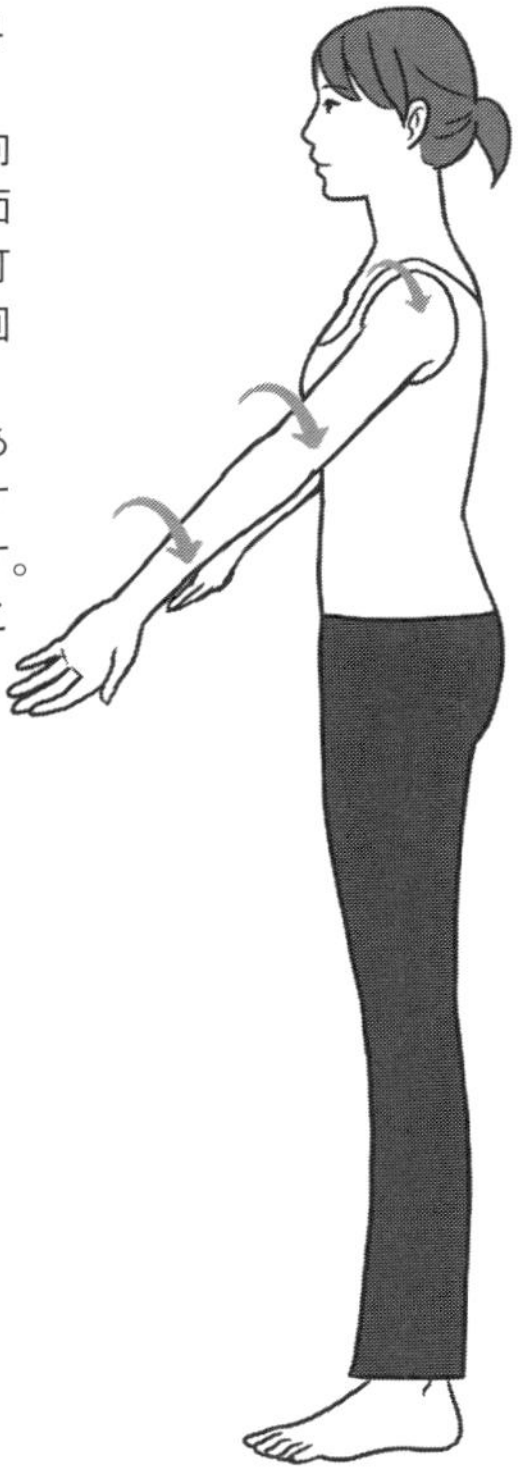

6

❶今度は手を身体の後ろに持っていき、回外させる。
❷手のひらを「キ」で外側にひねり、「ラ」で元にもどす動きを４回繰り返す。
❸両腕を後ろに伸ばしたまま小指同士をパタパタと打ちつける動きを４回繰り返す。
❹手のひらは外側に向けたまま肩をグーッと上にあげてストンと落とす動きを４回繰り返す。
❺これを３セットおこなう。

※手を後ろに持っていくときは、肩を後ろに反らさずに手だけを後ろに。そうすることで胸腔が開かれます。

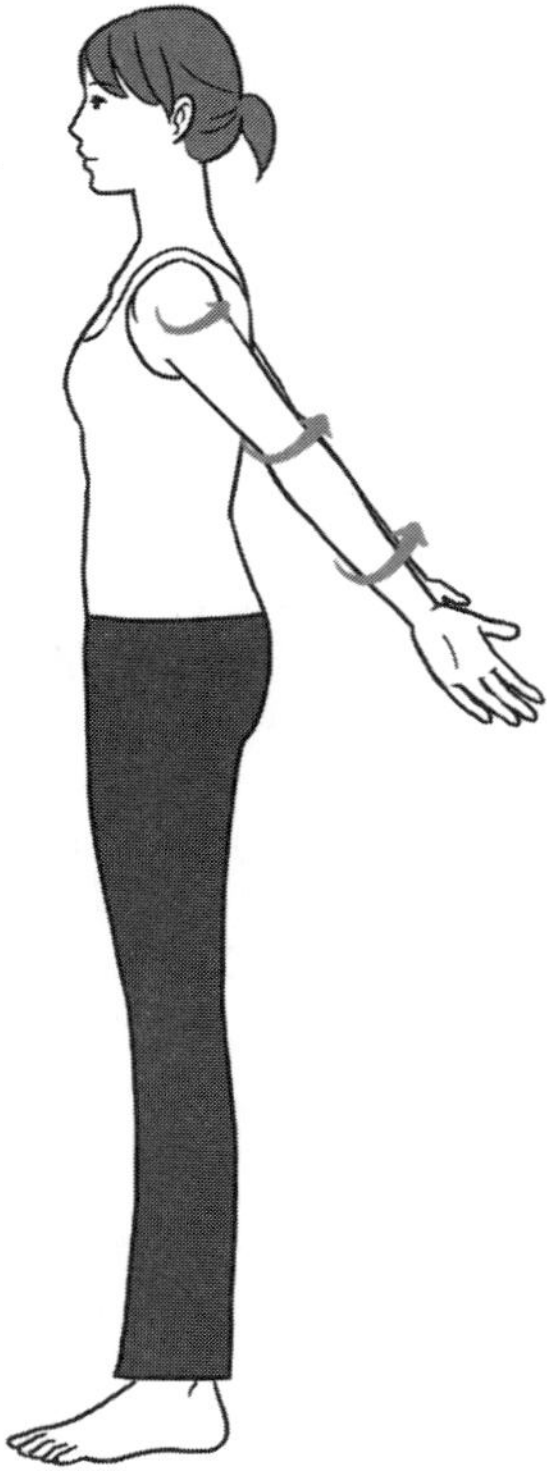

もう一度、**1**～**3**を3セットおこなう。
これで前に縮みやすい上半身の筋肉がゆるんでいく。

7

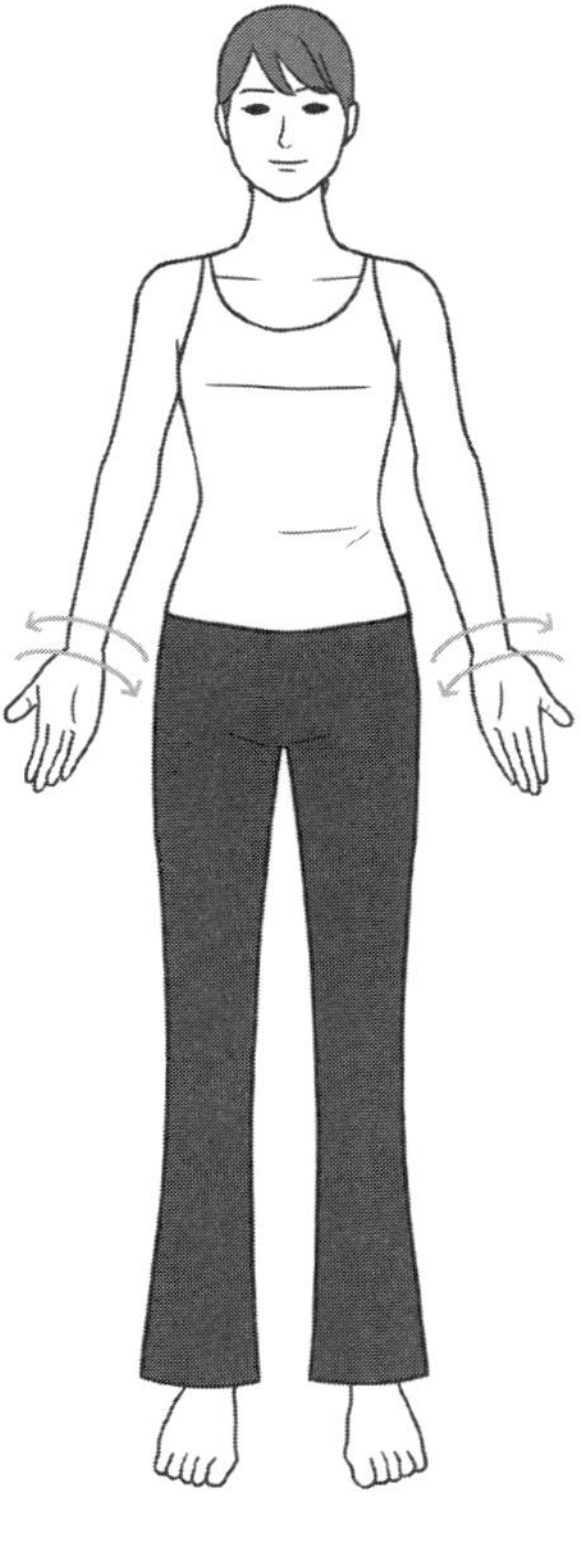

みぞおち体操

（歩き方の矯正など）

【効能】

- 正しい歩き方のクセをつける
- 肩こりの改善
- 胃腸の動きが活発に

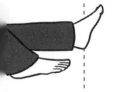

1

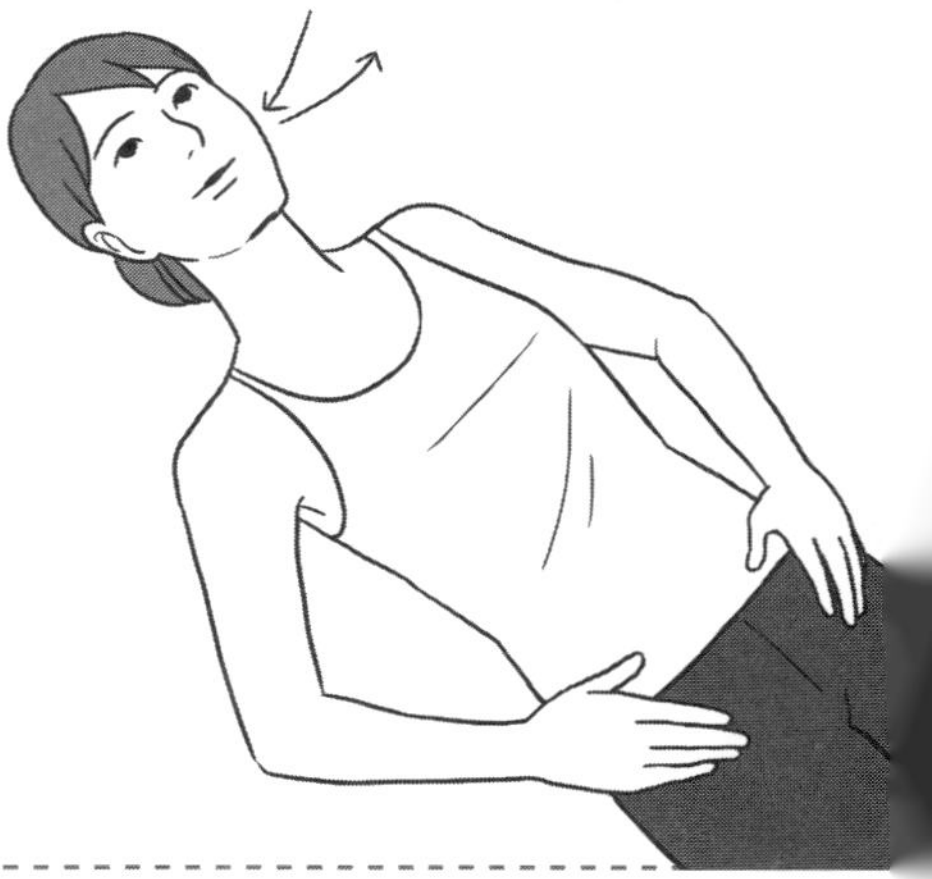

❶仰向けになって、左右の腰骨の内側に手を置く。
❷鼻から息を吸って、口からフーッと吐き出す。

2

❶踵《かかと》を床につけて、両ヒザをかわるがわる４回ずつ曲げ伸ばしする。このとき、手で大腰筋が動いているかを確認する。
❷これを３回繰り返す。

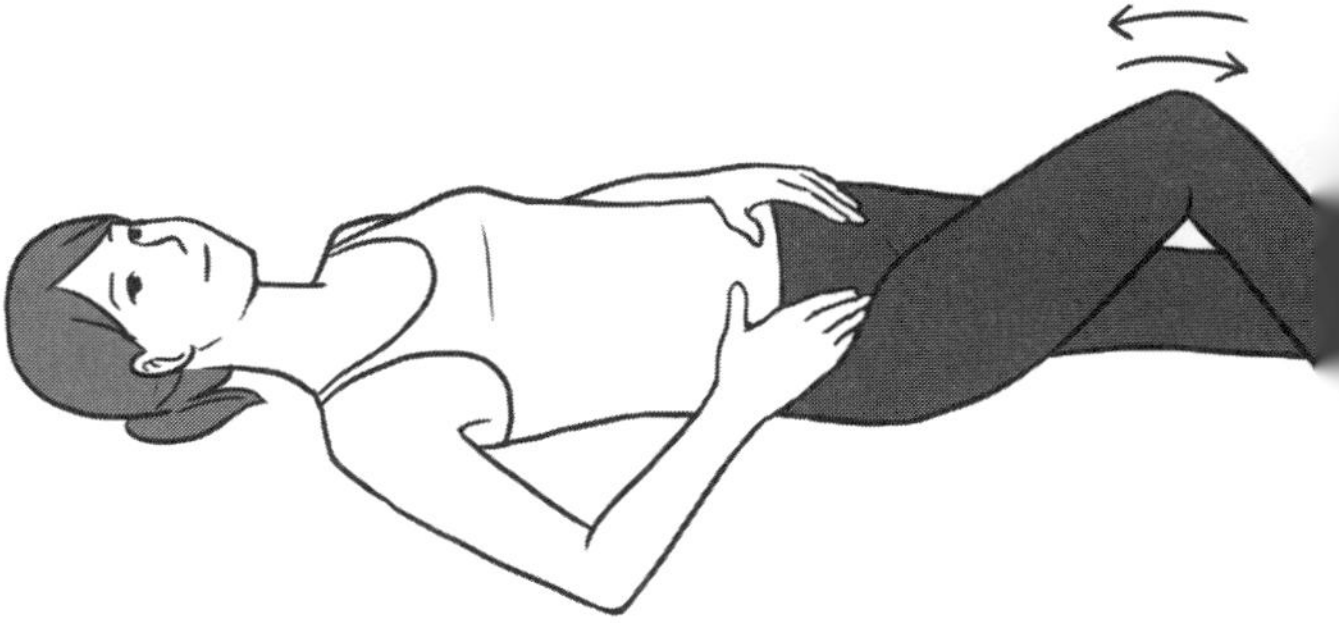

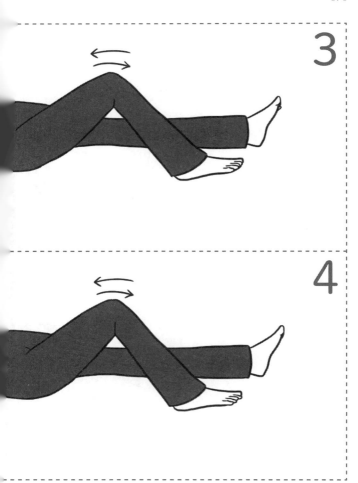

3

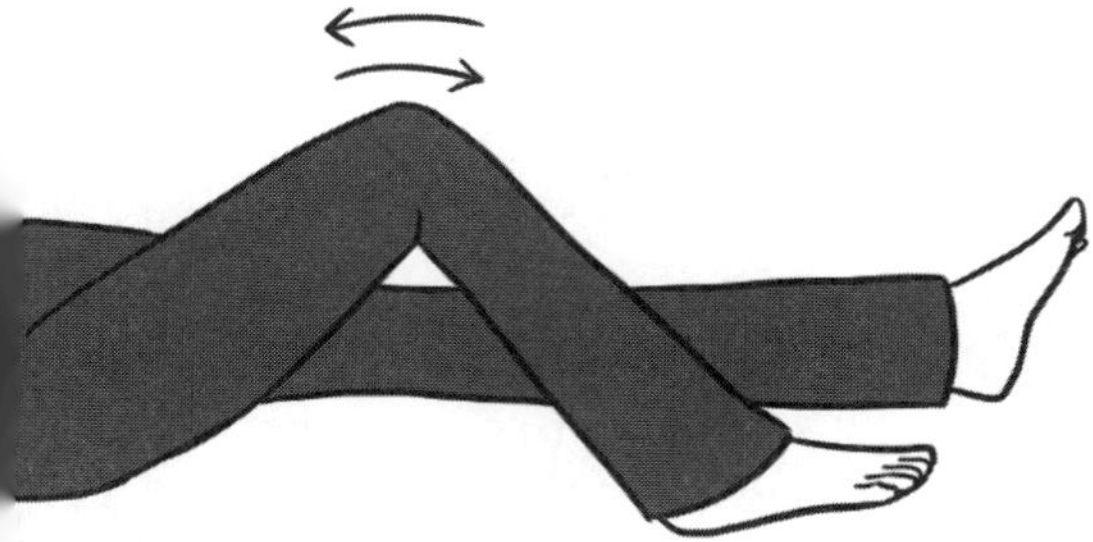

4

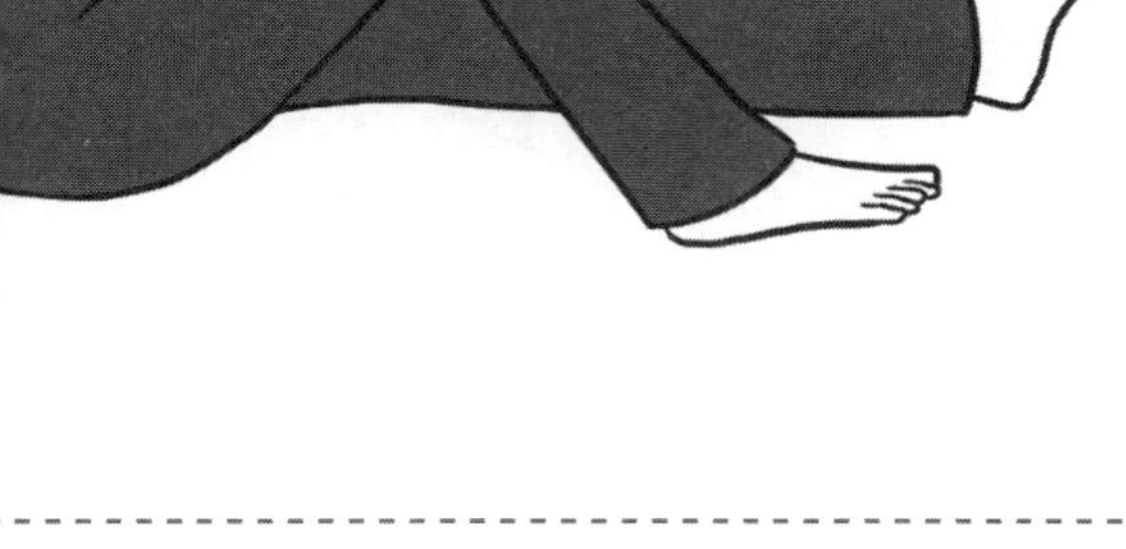

両手をヘソの周辺にあてて、**2**を繰り返す。

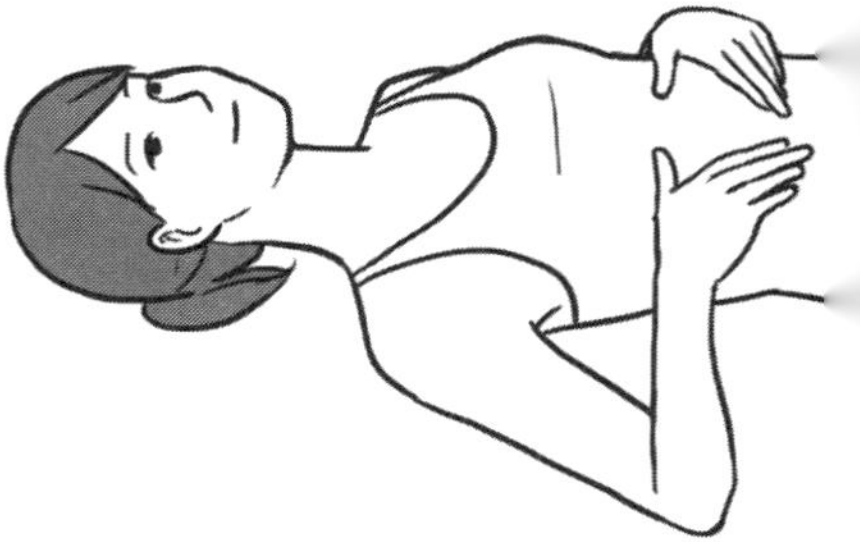

両手をみぞおちにあてて、**2**を繰り返す。

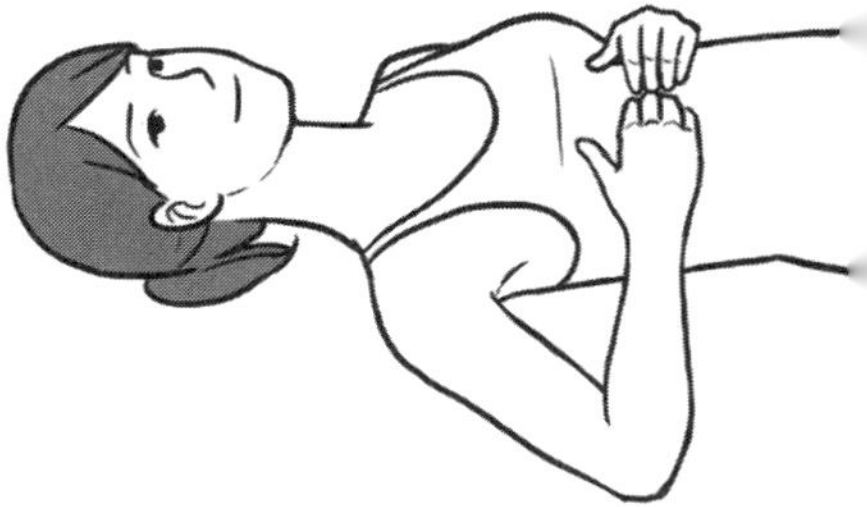

5

❶立ちあがって、脚を肩幅程度に開く。
❷手をみぞおちにあてて、ヒザを曲げないで右足を１歩前に出して、元の位置に戻す。
❸左足も同じようにする。

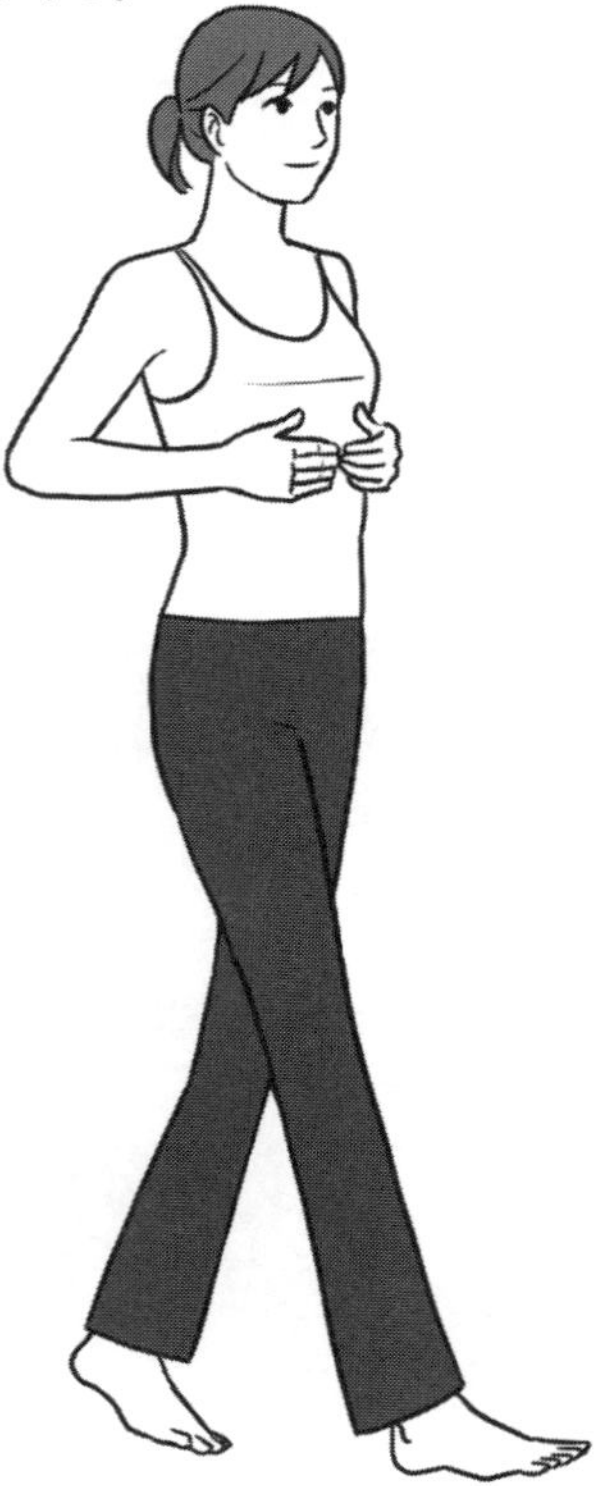

お腹のなかで動く筋肉を感じながら、足踏みを８回する。
みぞおちから脚を出し、脚を引っ張りあげるイメージで
おこなう。

6

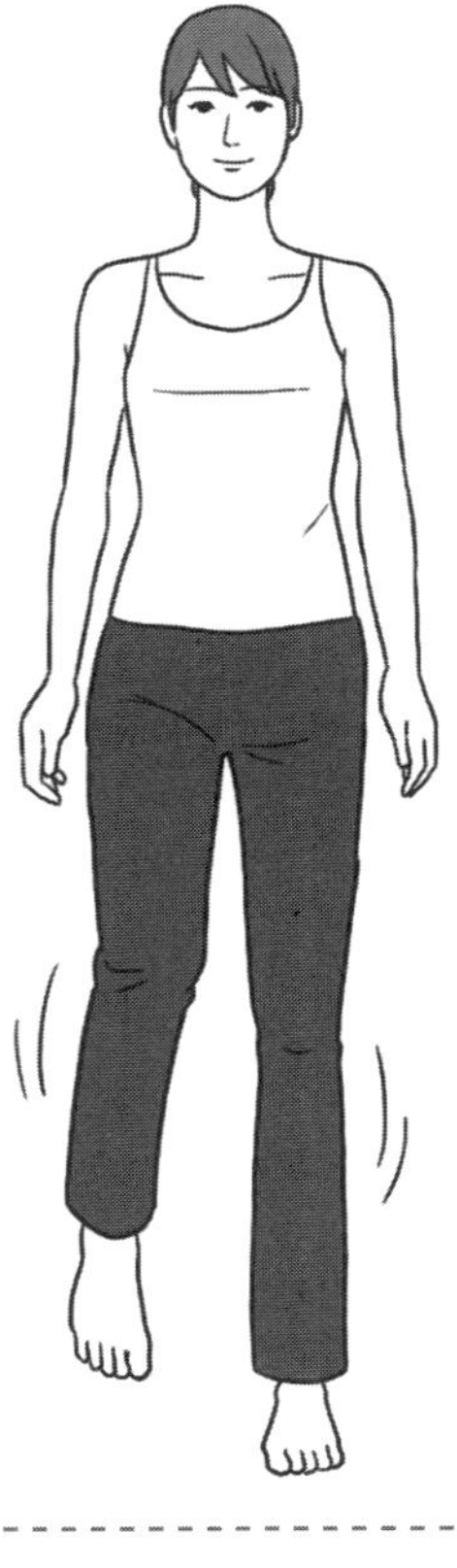

肩こりに即効く「荷物の持ち方」

〝たかが荷物〟と言うなかれ。荷物を持つにも「正しい姿勢」があるのです。鞄ひとつにしても、正しい持ち方をすれば、無駄な力を入れないで済みます。

そうすれば当然、荷物を持つことで筋肉が硬くなってしまうこともありません。いや、そればかりか、**荷物を運ぶことが筋肉の一種のケアになりうる**のです。


ではさっそく、荷物の正しい持ち方をご紹介しましょう。

たとえば、持ち手付きのビジネスバッグを右手で持つときは、親指側で持つようにします。こう言うと、親指にひっかけて内側から持つとイメージされるかもしれませんが、そうではなく、親指の拇指球《ぼしきゅう》を荷物に添わせる形です。

ふつうは、親指以外の４本の指で荷物をひっかけて、上から親指を添える形です。

しかし、そうすると親指以外の４本指に力が入ってしまい、小指から腕の外側の広背筋《こうはいきん》へとつながるピンキー（小指）ラインを傷めてしまいがちです。

それを避けるためには、**親指の拇指球を荷物に添わせる**形がおすすめです。

このように荷物を持つと、腕の内側の拇指球から尺骨《しゃっこつ》を経て上腕二頭筋《じょうわんにとうきん》に入り、大胸筋《だいきょうきん》から鎖骨《さこつ》を通って、顎舌骨筋《がくぜつこつきん》、甲状舌骨筋《こうじょうぜつこつきん》、広頸筋《こうけいきん》などを通り、広筋《こうきん》につながるサム（親指）ラインが機能します。

（荷物を持っていないほうの）左手を大胸筋に置き、拇指球を前に押し出すと、大胸筋が動くのを実感できるでしょう。

バッグなどの荷物は、下から持ち上げるのではなく、親指を下に押しつける感じで、弱い力で持つようにします。

ちなみに**親指：他指の力のバランスは8：2程度**が適切です。

このようにすると、軽く持ち上げられますし、持ち運びもラクです。

つまり、バッグなどの荷物を持ち上げたり運ぶのには、ピンキーラインよりもサムラインを利用すべきなのです。

また、重い荷物を正しく持つことで筋肉がリリースされるので、身体自体も軽くなります。先ほど「荷物を運ぶことが筋肉の一種のケアになりうるのです」とお話しした理由がおわかりいただけたかと思います。

当然、左手で荷物を持つ場合も、動作は同様です。

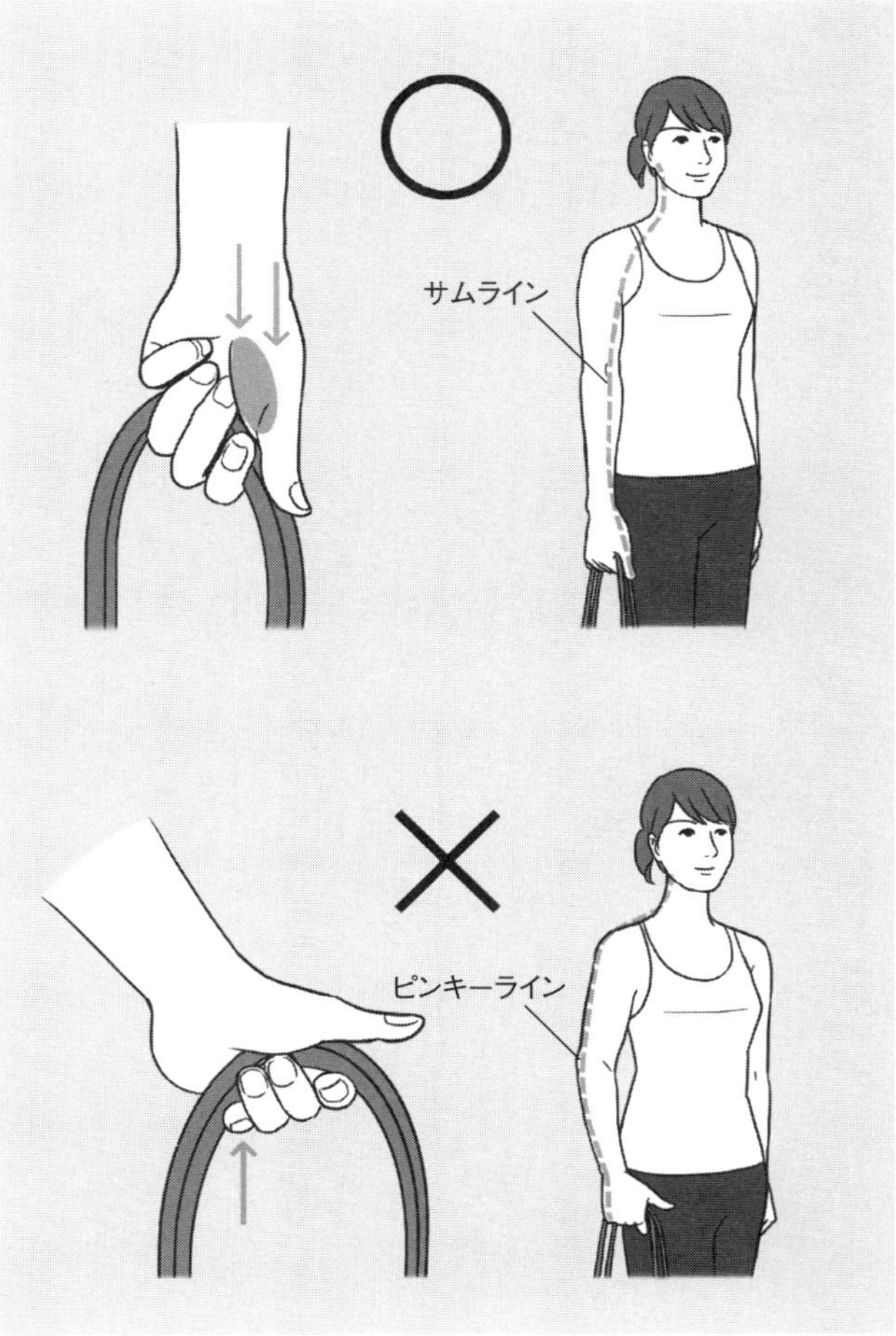
サムライン
ピンキーライン

第5章

数十秒で、とんでもなく健康になる生活習慣

キュア（治療）よりもケア（日頃の手入れ）

研修医時代、私は半年ほどＩＣＵにいました。だからというわけではありませんが、ＩＣＵに対しては人一倍の思い入れがあります。

そんな私がずっと疑問に思っているのが、ＩＣＵという言葉の解釈です。

ＩＣＵを日本語でいうと、集中治療室ですよね。医者も看護師も患者さんもみんながみんな、そう思っていることでしょう。

でも、それって、ちょっとおかしいのです。はっきりいうと間違っています。

ＩＣＵというのは、インテンシブ・ケア・ユニット（Intensive Care Unit）の略です。これをそのまま訳すと集中看護室なんですよね。いつ、どこで、だれが……といったことはわかりませんが、Care を Cure と勘違いし、「看護」が「治療」になってしまったのです。

この勘違いには、医者の気持ちがあらわれているように思えます。要するに「治してやろう」と。

もちろん、それはそれで悪いことではありませんが、私たち医療従事者はブラックジャックでもスーパーマンでもありません。

より謙虚にいうなら、私たちにできることといえば、患者さんを見守ることくらいなのです。自分たちの役目は、患者さんが良くなっていくのをサポートすることだと私は思っています。

だからこそ、キュアよりもケアなのです。**私はケアはキュアに勝ると思っています。**

そうですよね、虫歯になってから綺麗《きれい》に治療するより、虫歯にならないほうがいいに決まっていますから。手術して脳梗塞《のうこうそく》が良くなるより、はじめから健康のほうがいいに決まっています。

その意味でも、自分で自分を整えていくということがすごく大切なのです。

もともと人間にはすごい生命力、能力があります。

現代という時代はそこをないがしろにして、見えるところばかりに目がいっているように思います。いつの間にか日本人は見えない空間を大事にすることを忘れてしまったのです。

では、どうすればいいのでしょうか？

ことは簡単です。原点に返ればいいのです。

私が提唱する「腔《くう》」の考え方や、ケアに関する思いは、人間に対するこのような理想があるからです。

ケアはキュアに勝る――。これこそが私たちの根底にある思想です。

「寝たきり老人なんて一人もいない」

麻酔研修医時代の恩師である麻酔科救急救命センター部長の鈴木重光先生は、こんなことをよくおっしゃっていました。

「寝たきり老人なんて、本当は一人もいないんだよ。いるのは寝かせきり老人だけだよ」


どういうことでしょうか？　鈴木先生は、寝たきりにさせておくのがそもそもおかしいとおっしゃいます。その際、よく引き合いに出したのが「赤ちゃん」の例です。

「**首のすわらない赤ちゃんを寝たきりにはさせておかないだろう。それなのにどうして老人を寝たきりにさせるんだ？**　赤ちゃんはご飯を食べるときに起こすだろう。ゲップをさせるだろう。とんとん肩を叩くだろう。肺を広げるだろう」

老人だって同じにしていいはずだというわけです。

昼の間はジャッキアップしてでも起こしておいてあげないと、肺がつぶれて本当に寝たきりになってしまうというのです。要するに「寝たきり老人」は、医療体制が生み出しているというわけです。

「寝たきり赤ちゃんが一人もいないように、寝たきり老人だって一人もいないはずだ。寝かせきりにしないで昼間は起こしておく。管がいくら入っていようが、どんな計器があろうが、外れないようにして起こしておく。そして夜は寝かせて寝返りを打たせろ」とおっしゃっていました。

「腔」を広げてあげれば、肺はつぶれないのです。

加えて鈴木先生は、薬を使わない医療をめざしていました。

「消えかけた命の炎にガソリンをかけてしまえば、ボーッと大きく燃えて消えてしまうよ！」

これが先生の主張です。心臓が弱ってくると強心剤を打つのが一般的ですが、それでは根本的な解決にはならないというのです。

「とにかく流れ（フロー）を良くしろ。酸素と栄養素を与え、水の循環を良くしろ」

と言われました。

これが、いまやっているリンパケアにつながっています。

とにかく流れを良くする――。ここでいう「流れ」とは血液の流れではなくて、体液の流れです。

鈴木先生のこんな言葉も忘れられません。

「(医者は) 寝るな、患者さんを見ていろ。栄養と酸素が通る道をつくって、それを見張っていれば、炎は消えないんだよ。お前らが目を離したとたんに消えるんだ。目を離す前に不安だから、ボーッと炎を大きくするんだ。そうすると、気づいたときには消えてるよ」

小さい炎でいいから、ずっと安定させるように見ているのが医者の役目だというのです。

「そうすると、炎が勝手に安定してくる。たくさん燃やせばいいってもんじゃないんだ」

鈴木先生のこのような教えが、いまの私の思想的な背景になっています。

筋肉は弱い力でゆるめる、筋トレはおすすめできないといった私の考え方は医学的にも理にかなっているのです。

ふかふかベッドとせんべい布団、疲れが取れるのはどっち?

「筋《きん》ゆる」を広めるために、私は全国で無料セミナーを開いています。

その際、参加者のみなさんから、いろいろと質問を受けることがあります。不思議なことに、まったく違う場所で同じような質問を受けることもあります。きっと、それこそがみなさんの関心の高いテーマなのでしょう。

たとえば、「寝るのにベッドと布団ではどっちが健康にいいのでしょうか?」という質問を何度か受けたことがあります。

さて、どちらでしょうか?

答えは、「ふかふかベッドよりも、せんべい布団のほうがいいでしょう」となります。

寝るときに何が大事かというと、ほとんど筋肉でできている背中を軟らかくすることです。

要するに背中にしっかり「腔」をつくってあげればいいのです。

となると、身体が沈み込むふかふかのベッドよりも、硬い布団のほうがいい、となるのです。

沈み込むといっても、身体全体が均等にそうなるわけではありません。すると、沈み込んだ部分に不当な力が加わって、そこの筋肉が硬くなってしまう可能性があるのです。

要は背中がウォーターベッドになればいいのです。

背中の筋肉が軟らかくて間質《かんしつ》リンパがしっかりと行き渡っていれば、私たちは浮かんだ状態で寝ることができるのです。

「筋ゆる」をお風呂のなかでやってはいけません

「日本人はお風呂好き」といわれるだけあって、「お風呂っていいものなんですか?」「お風呂とシャワーなら、どっちが健康にいいのですか?」といった質問もよく受けます。

お風呂は悪くないです。岩盤浴《がんばんよく》もいいと思います。

身体が温まると、体内の老廃物が流れます。それで一日の疲れも落ちていきます。

老廃物が流れれば、循環が良くなってリンパ管も血管も拡張し、筋肉も物理的に

軟らかくなります。

リラックス効果で副交感神経も優位になるし、呼吸もゆっくりになります。湯船に浸《つ》かれば、身体の周りに水圧がかかるから、肺胞が広がります。これはゆっくり呼吸しているのと同じような状態です。

というわけで、とくに夜、寝る前などは、シャワーをサクサクと浴びるよりも、湯船にゆったりと浸かったほうが健康にもいいといえそうです。

ただし、注意点が一つ。私がすすめる筋肉のゆるめ方は、お風呂のなかではやらないでください。**やるならお風呂に入る前です。**

お風呂に入っている間にやったら、身体が温まったために得られた効果は冷めれば元に戻ってしまいますので。湯上がりの血流のいいときにやっても同様です。

お風呂に入る前にやれば、間質リンパが流れる環境が事前にしっかり整うので、それが維持されやすくなります。

髪の健康は「シャンプーの仕方」で変わる

お風呂がらみでは、洗髪の仕方についてもよく質問を受けます。頭を洗うときには、シャンプー液が付きものですが、このシャンプー液というのが〝くせもの〟なのです。

多くのシャンプー液には、**ラウリル硫酸《りゅうさん》ナトリウム**という界面《かいめん》活性剤が含まれています。このラウリル硫酸ナトリウム、日用品ではシャンプーのほかに歯磨き粉やヒゲ剃りクリームにも含まれていますが、工業用ではガレージのフロア用洗剤、洗車用洗剤などとして使用されています。

要するに油落としに有効な合成化学物質なのです。シャンプー液や歯磨き粉に、洗車用洗剤の成分が入っているとは、なんだか気味の悪い話ではないでしょうか。

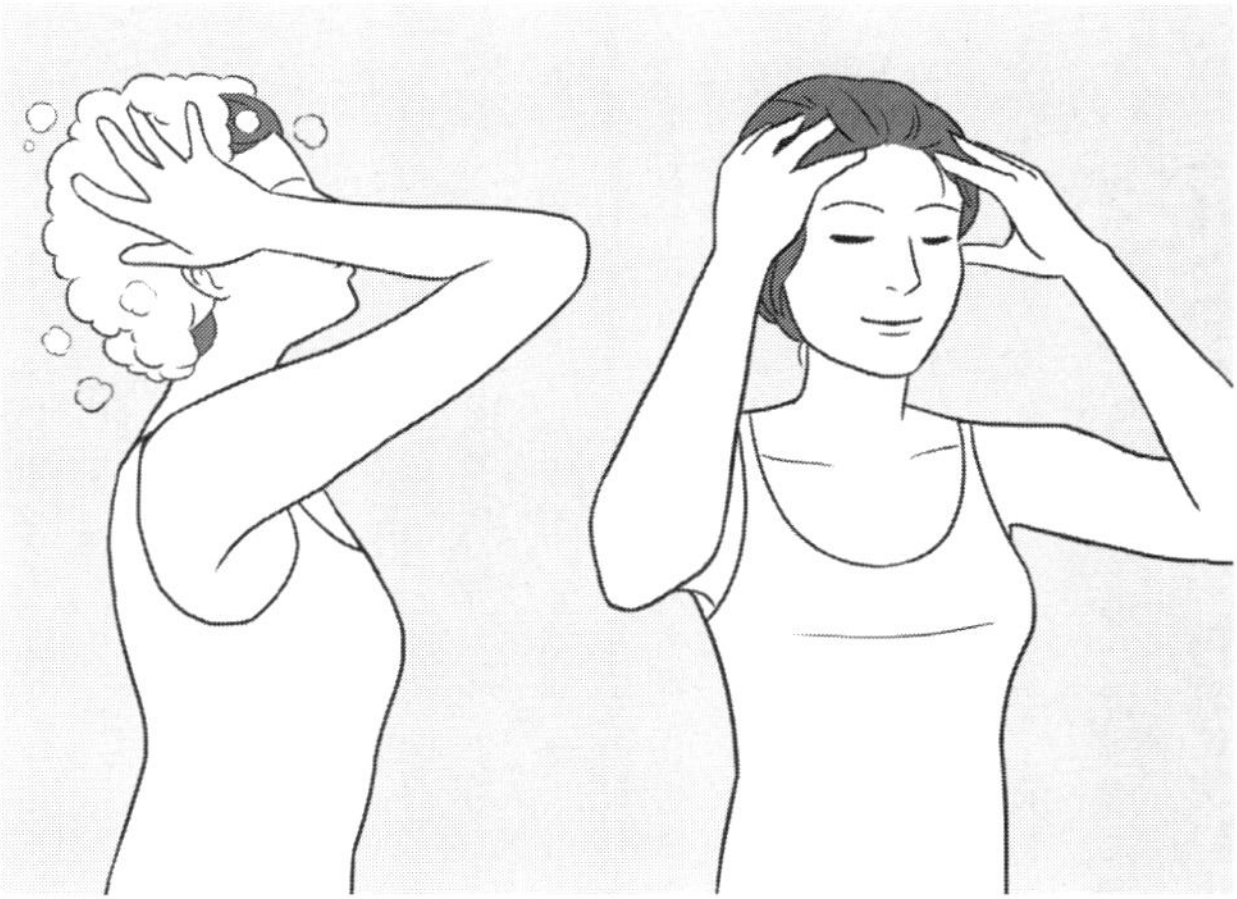

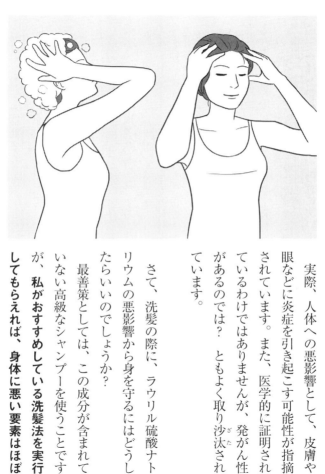

実際、人体への悪影響として、皮膚や眼などに炎症を引き起こす可能性が指摘されています。また、医学的に証明されているわけではありませんが、発がん性があるのでは？　ともよく取り沙《ざ》汰《た》されています。

さて、洗髪の際に、ラウリル硫酸ナトリウムの悪影響から身を守るにはどうしたらいいのでしょうか？

最善策としては、この成分が含まれていない高級なシャンプーを使うことですが、**私がおすすめしている洗髪法を実行してもらえれば、身体に悪い要素はほぼ**

100パーセント遮断されます。

では、具体的にお教えしましょう。

①まず、シャンプー液は使わずにシャワーでよくすすぐことからはじめます。**できるだけお湯だけで汚れを落とすようにすることです。**

そのとき、頭皮をゴシゴシこするのは禁物です。頭皮は触らないようにして、シャワーで洗い流しましょう。

②よく洗ってから、ほんの少しだけシャンプー液を使います。**まったく泡立ちませんが、それでOKです。**そしてまた、シャワーでよくすすぎます。

③再び、ほんの少しだけシャンプー液を使います。今度は少々泡立ちます。またシャワーでよくすすぎましょう。

④また、ほんの少しだけシャンプー液を使います。ここまでくるとようやく泡立ちます。**よく泡立てて、できるだけ頭皮に触れないように、髪の毛と泡のクッションで頭皮全体をゆらすように、丹念に洗います。**そして、3分ほどよくすすぎます。

⑤少量のリンスもしくはコンディショナーを手のひらにのばし、**髪の毛の表面だけにパタパタと置いていきます。**そしてすぐによく流します。

踵が「キュッキュッ」となる洗い方

意外に思われるかもしれませんが、踵《かかと》に関する質問も少なくありません。言うまでもなく踵は、頭から遠く離れた場所にあります。だからというわけではないでしょうが、ついないがしろにされがちな部位です。しかし、身体に「腟を立てる」という意味では、耳や首すじなどと同様にたいへん重要な場所です。

そもそもヒトの外皮は一枚皮です。**踵は、頭皮と同じく身体の端なので、引っ張られて硬くなりがちです。**

硬くなると当然、リンパの通りが悪くなります。

硬くなった踵は、硬くなった筋肉同様、揉《も》んでも軟らかくなりません。逆に、揉めば揉むほど硬くなってしまいます。

揉むという行為は、怯えている羊を小屋から無理に引っ張り出そうとしているようなもので、逆効果なのです。

では、どうすればいいのでしょうか？

周りをゆるめ、やさしく触れるだけで、どんどん軟らかくなっていくのです。さっそく、おすすめの踵の洗い方をご紹介しましょう。

①泡立てネットでせっけんをよく泡立てて、皮膚にあまり触らないように泡の圧力でよく洗います。

②5度ほど洗いと流しを繰り返します。すると踵は、たちまち「キュッキュッ」とします。

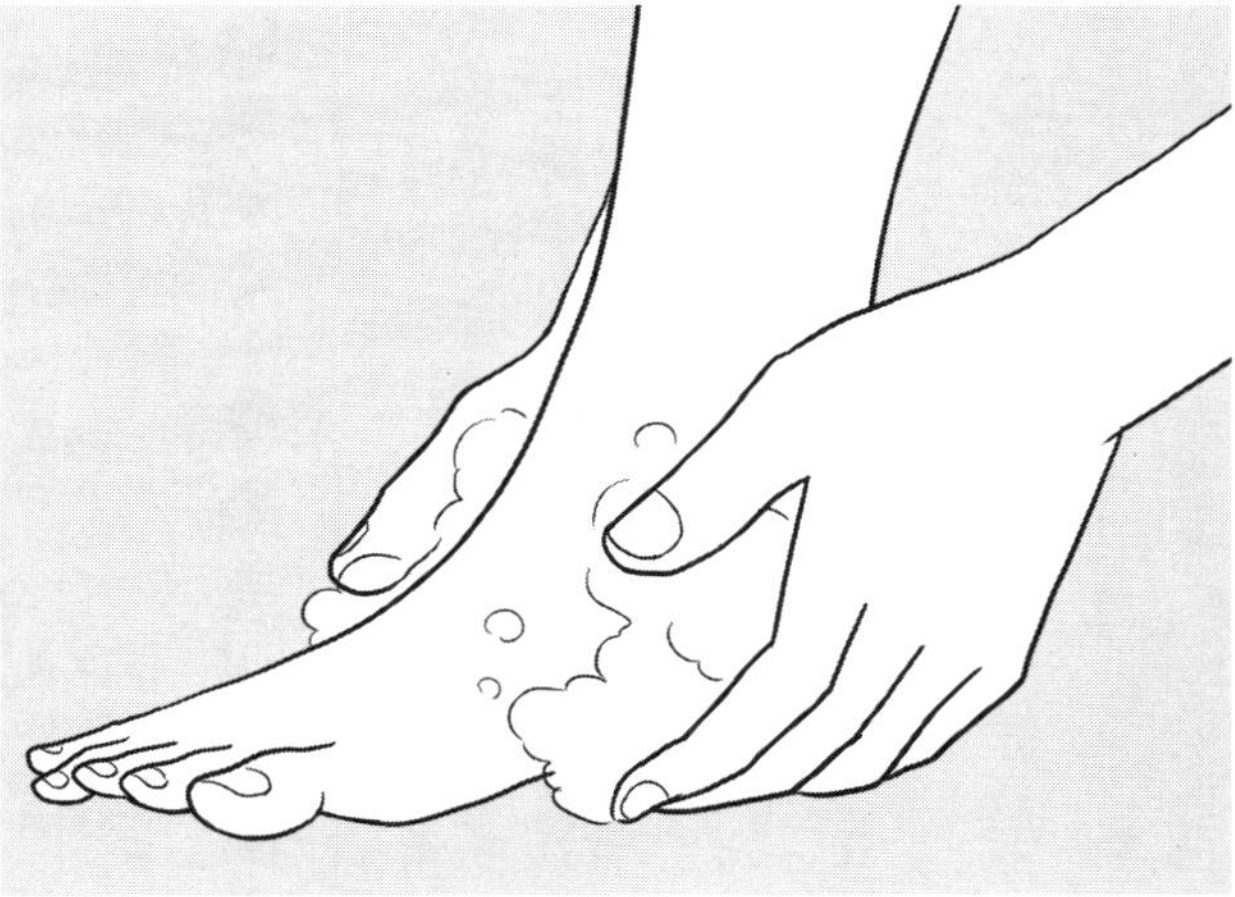

踵をナイロンたわしなどでゴシゴシこすると、皮膚の表面に傷がつき、硬い部分が水分を吸い、ふやけてしまいます。

綺麗に洗ったあとなのに、踵を爪でひっかくと白い垢《あか》がとれますね。垢の多さに悩んでいる人も少なくないでしょうが、まさに身から出た錆《さび》ならぬ垢といいますか、これは洗い方が悪いせいなのです。

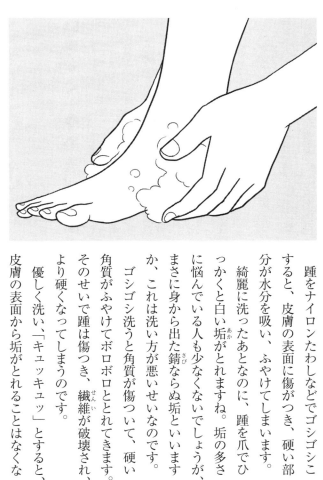

ゴシゴシ洗うと角質が傷ついて、硬い角質がふやけてボロボロととれてきます。そのせいで踵は傷つき、繊維《せんい》が破壊され、より硬くなってしまうのです。

優しく洗い、「キュッキュッ」とすると、皮膚の表面から垢がとれることはなくなります。毎日続ければ、1週間くらいで踵がすごく軟らかく、綺麗になります。

いますぐ「やめるべき歯磨き」はこれ！

先ほど、「シャンプーの仕方」でちらりとふれたように、多くの歯磨き粉にもラウリル硫酸ナトリウムが含まれています。これが口のなかに入ると思うと、ゾッとする度合いも高まるかもしれませんね。

シャンプー液同様に、ラウリル硫酸ナトリウムが入っていない高級な歯磨き剤を使う手もありますが、歯磨きの仕方ひとつで〝防衛〟が可能です。その方法をお伝えしましょう。

①まず、**水だけで歯をよく磨きます**。できるだけ水だけで汚れを落とすつもりで。ただし、ゴシゴシとはせずに歯ブラシの毛先をゆらすように磨きます。

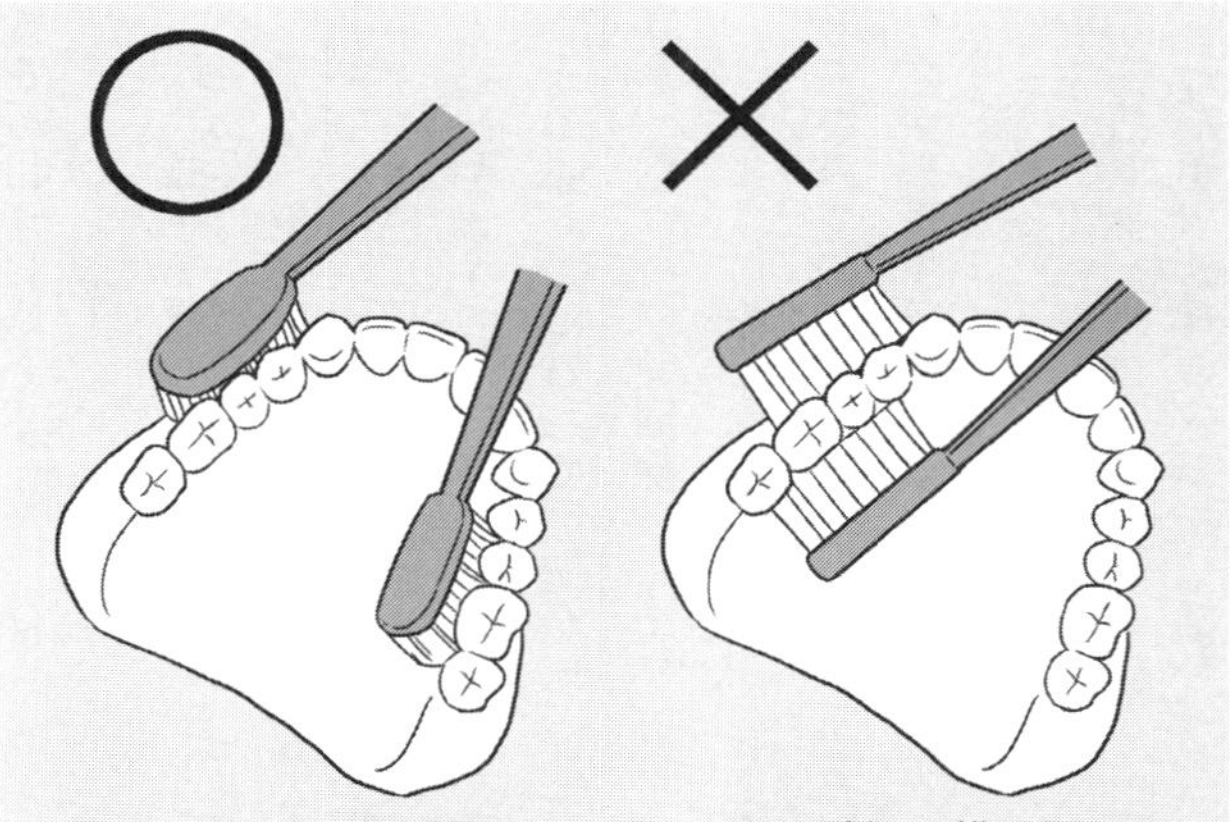
歯に対して毛先を縦に入れる
毛先を斜めや横に入れる

②よく磨いたあとで、**ほんの少しだけ歯磨き剤を使います**。泡立たなくてＯＫです。その後、水だけでよく磨き、すすぎます。

③もう一度、ほんの少しだけ歯磨き剤を使います。そして②と同様にまた水だけで磨き、すすぎます。

④もう一度、水だけで磨き、すすぎます。

⑤さらにもう一度、水だけで磨き、すすぎます。これを、**まったく泡立たなくなったと感じるまで続けます**。

このように磨けば、歯磨き粉に含まれていることが多い研磨剤や発泡剤の悪影響を受けずに済みます。

また、歯の汚れが、歯が抜けるのを促進するので要注意です。

では、歯のどこをどう磨くのがベストなのでしょうか。

歯でいちばん磨きたいのは歯と歯の間の溝です。そこに歯ブラシの毛先を入れるようにします。

その際、歯に対して毛先が縦になるようにブラシを入れましょう。内側を磨くときも、歯ブラシを同様にします。

このように歯と歯の間をきっちり磨けば、歯ぐきを磨く必要はまったくありません。

ちなみに歯は一日に何度磨いてもＯＫですが、起床時と就寝時に時間をかけてゆっくりと磨き、食後はうがい代わりにざっと磨くとより清潔に保たれます。

以上、私がおすすめするシャンプーの仕方、踵の洗い方、歯の磨き方をご紹介しましたが、これらを実践してもらえば、体内のリンパの流れが頭皮、踵、歯の部分で阻害されることはなくなるでしょう。

疲れを持ち越さない超かんたんケアのご紹介

ここまでいくつかのケアを紹介してきました。なかには「やることがたくさんあって覚え切れない！」という方も、いらっしゃるかもしれません。

そんな方は無理に覚えようとはせずに、この本を参照しながらやっていただけば、まったくＯＫです。そのうち自然と頭に入ってきますから。

それらとは別に、最後に、超カンタンな、それこそすぐに覚えられる「さとう式リンパケア」の入口的なケアをご紹介しておきましょう。

２０６ページの「寝たままリンパケア」は「耳たぶ回し」の超ダイジェスト版という感じですが、効果のほうはダイジェストではありません。さっそくご自身で実感してみてください。

1

目まわり筋ゆる

（目の疲れの解消など）

【効能】

- 目の疲れの解消
- 目元をパッチリさせる

斜め上を見ながら、空いているほうの手で耳たぶを弱い力で４回まわす。

2

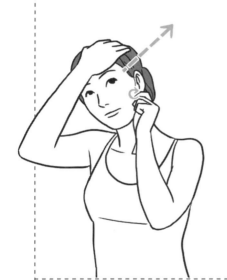

❶片方の手を額の片側半分にあてる。まゆ毛の上に小指がくるように。
❷目頭が下がり、目尻が上がるように、手をほんの少し傾ける。

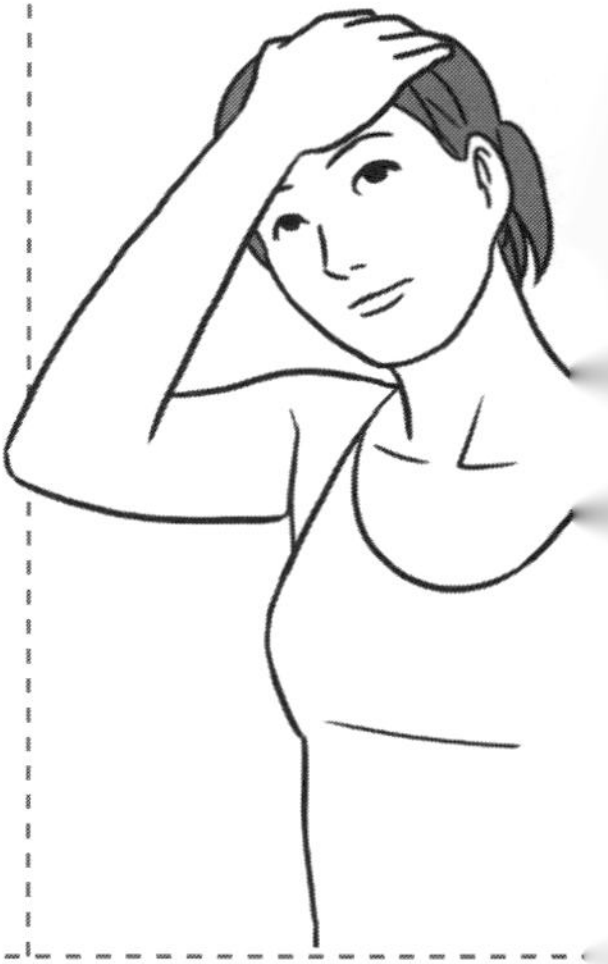

3

同様に、反対側もおこなう。

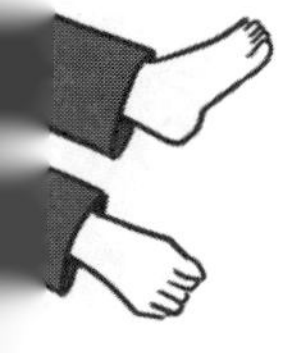

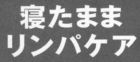

寝たまま
リンパケア

（肩こりの解消など）

【効能】

- ●すっきり目覚める
- ●肩こりの解消

1

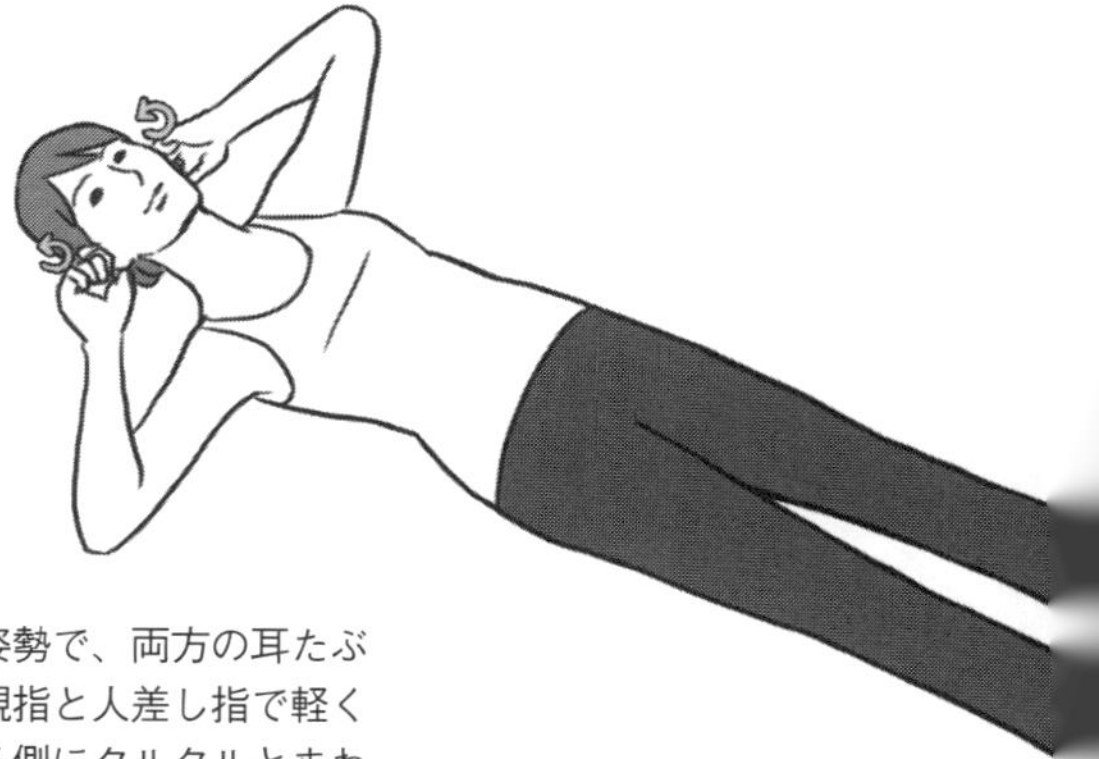

寝たままの姿勢で、両方の耳たぶの付け根を親指と人差し指で軽くつまみ、後ろ側にクルクルとまわす(右耳は右手、左耳は左手で)。

2

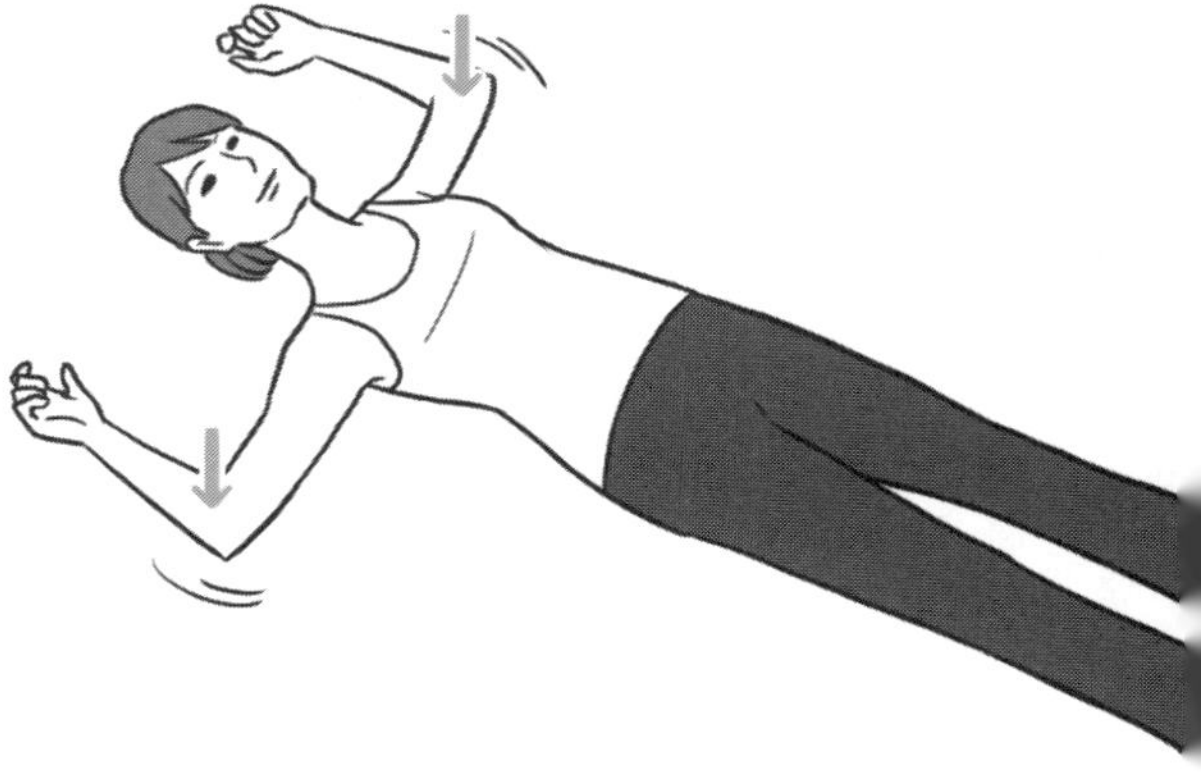

両手の上腕を上下に4回落とす。

3

両手の上腕を後方に
クルクルとまわす。

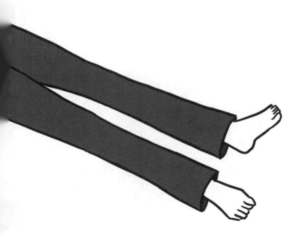

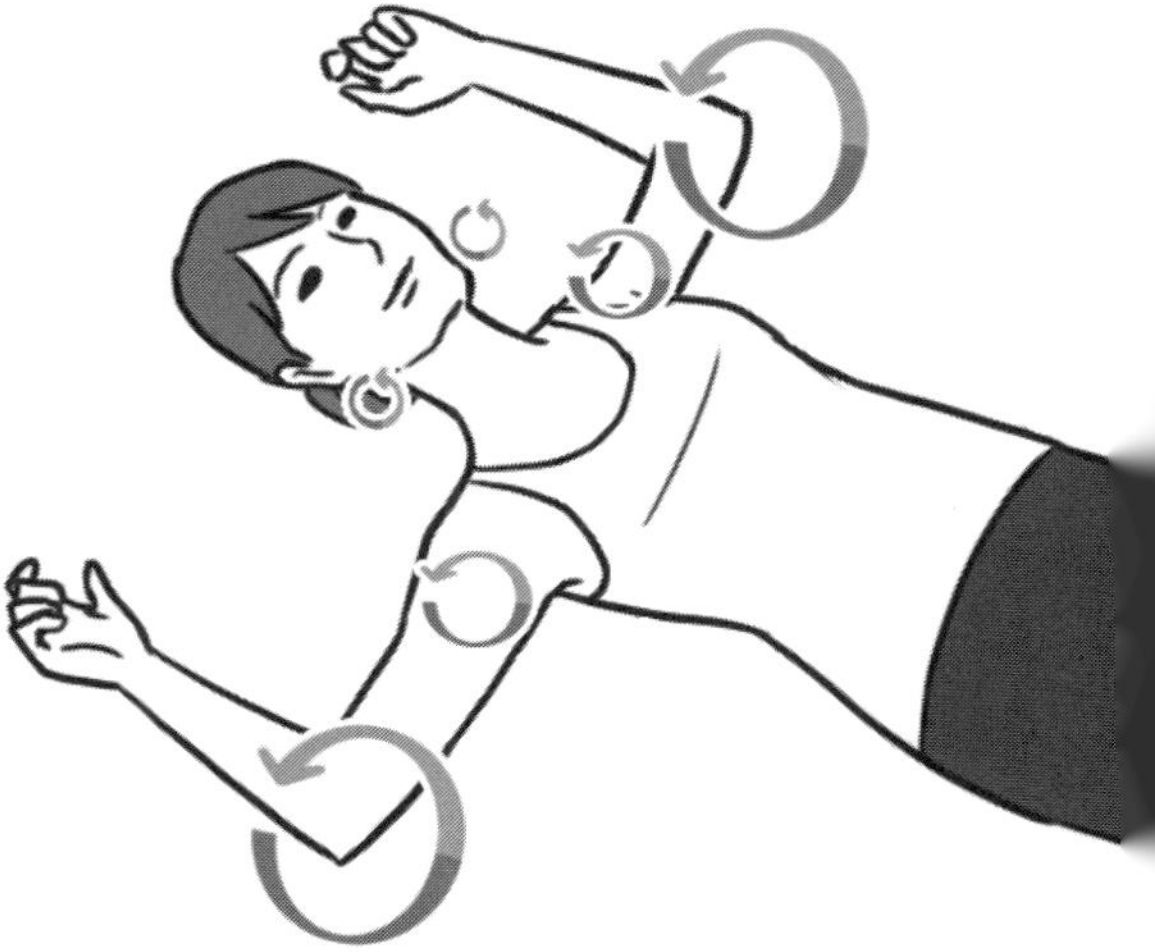

電車のなかで
むくみケア

（足の疲れの軽減など）

【効能】

●全身のむくみの緩和

●足の疲れをとる

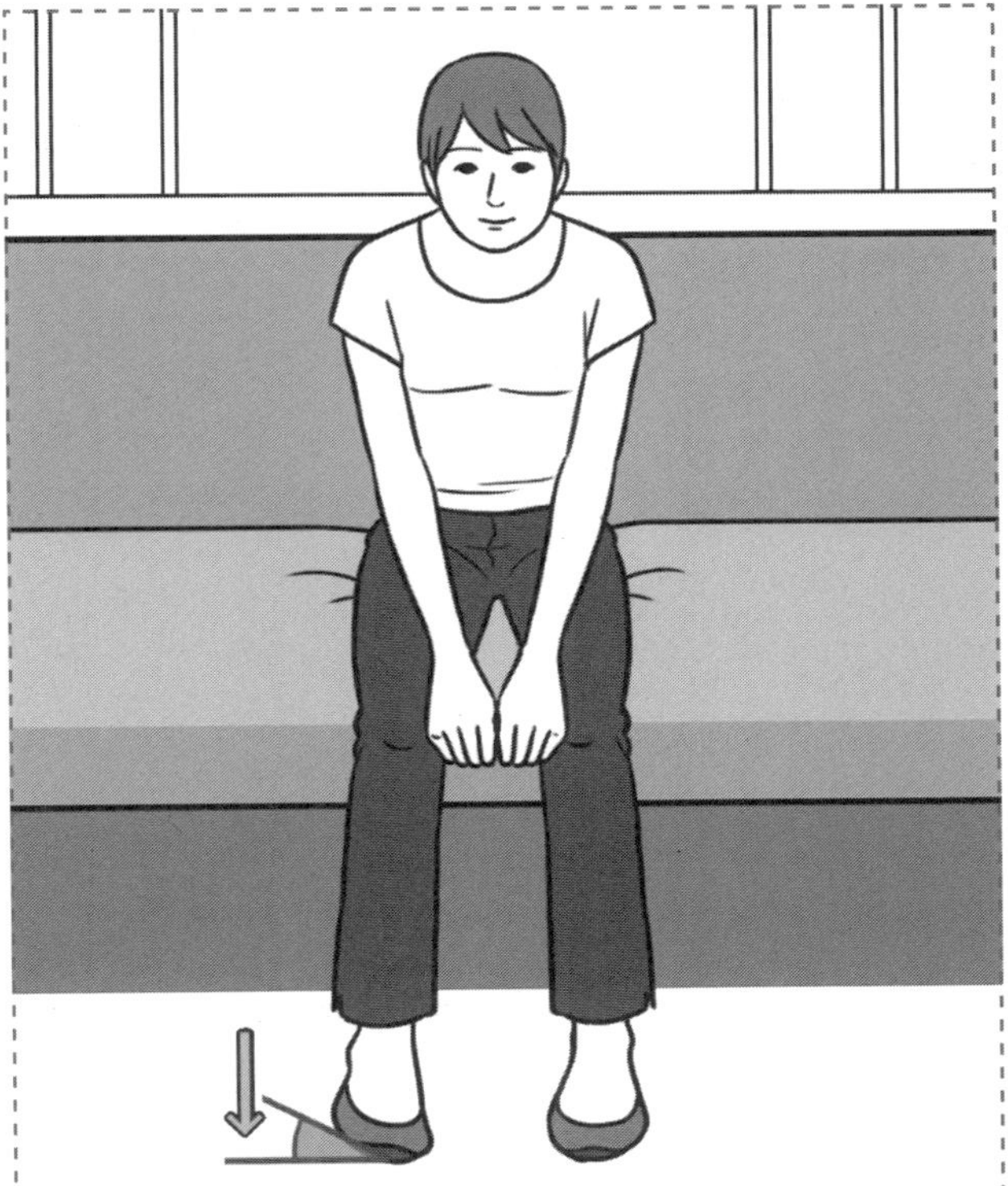

❶両脚の間に両手のこぶしをはさみ、片足の親指をつけたまま、小指を持ち上げてストンと落とす。
❷片足だけやって立ちあがり、足が軽くなっていることを確認する。
❸左右ともに何度かおこなう。

あとがき

傷口は消毒しない、してはいけない、というのを聞いたことがあるでしょうか？

傷口を消毒すると、せっかく傷口を治そうとする白血球や皮膚組織、線維芽《せんいが》細胞を消毒薬が殺してしまいます。

また、皮膚を守る善玉菌も殺してしまい、健康な皮膚まで害してしまうのです。

いまや傷口を消毒しないというのは医学界では常識になっています。

傷口は清潔に保つ必要がありますが、消毒する必要は少しもないのです。


かつては、傷口はまず消毒するというのが常識でしたが、いつの間にか消毒しないことが医学常識になりました。

時間がかかるかもしれないけど、変わっていく常識もあるということです。

マラソン中に水を飲むな、うさぎ跳びがいい、野球をやるなら肩を冷やしちゃいけない。こんなことが常識だった時代もたしかに存在したのですから。

肩のこりや腰の痛みは、叩いたり揉《も》んだりして治す。筋トレもいいし、ストレッチも有効……。これがいまの〝常識〟です。

でも、それがまったくの誤りであること。筋肉の痛みに対しては、揉んでも、押しても、引っ張ってもいけないことが〝常識〟になる日まで、私たちは主張しつづけていくつもりです。

頑張らない、努力しない、力を入れないことが大切です。

オセロゲームの終盤戦のように、いつの日か、黒石がまたたく間に白石になるように、〝常識〟が変わっていくことを信じています。

この本に書いてあるケア方法は、どれも効果的で、正しくおこなえばびっくりするほどの効果が得られます。

筋肉は、ゆるんでフニャフニャどころかフワフワになるのです。
私たちのケアに末長くおつきあいいただけると、うれしく思います。

万が一、十分に効果が得られない場合は、そのまま続けるのではなく、さとう式リンパケアインストラクターやMRTマスター（筋《きん》ゆるの指導員）、セルフケアマスター（セルフケアの指導員）の無料講座などに参加し、力の入れ具合を体験してください。セミナーは全国でおこなわれています。

問い合わせ先　さとう式リンパケア事務局（メディカサトウ）
☎052-768-5273

本作品は小社より二〇一四年一〇月に刊行された『体をゆるめるだけで9割完治する』を改題し、再編集して文庫化したものです。

佐藤青児（さとう・せいじ）

歯科医師。「さとう式リンパケア」考案者。

1963年、愛知県生まれ。愛知学院大学歯学部卒業。同大学歯科口腔外科専攻生、歯科麻酔科助教、市立岡崎病院救急救命センターでの研修、小牧市の稲垣歯科勤務を経て、同クリニックを開業。

顎関節症の治療から考案した、全身の筋肉をゆるめる「耳たぶ回し」が評判となり、多くの患者の悩みを解決。日本国内だけではなく海外でも「さとう式リンパケア」普及の講演会、インストラクターの養成を精力的に行なっている。

ホームページ：https://lymphcare.org/

だいわ文庫

体《からだ》のコリと痛《いた》みに悩《なや》まない！

筋肉《きんにく》をゆるめる体操《たいそう》

著者　佐藤青児《さとうせいじ》

二〇一八年一〇月一五日第一刷発行
二〇二五年二月二五日第五刷発行

発行者　佐藤 靖
発行所　大和《だいわ》書房
東京都文京区関口一―三三―四 〒一一二―〇〇一四
電話 〇三―三二〇三―四五一一

フォーマットデザイン　鈴木成一デザイン室
本文デザイン　石田嘉弘
編集協力　文筆堂・寺口雅彦
イラスト　栗生ゑゐこ
本文印刷　厚徳社　カバー印刷　山一印刷
製本　ナショナル製本

ISBN978-4-479-30729-7
乱丁本・落丁本はお取り替えいたします。
http://www.daiwashobo.co.jp